임플란트,
혹시 이것도 아셨나요?

임플란트,
혹시 이것도 아셨나요?

여러분의 10년 후, 20년 후를 위한 선택

함께 시작해볼까요?

김정무 | 박승우 지음

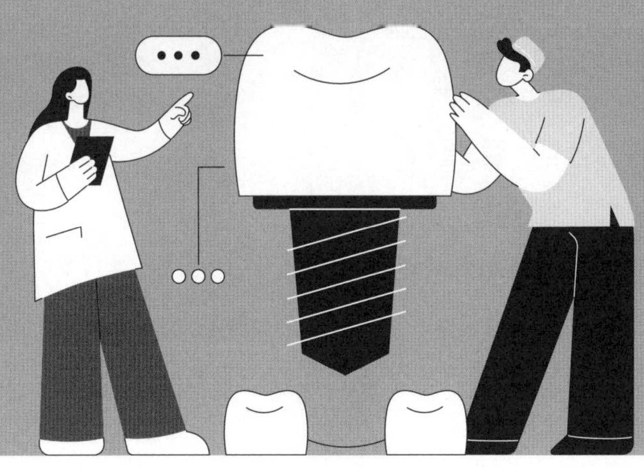

좋은땅

프롤로그

"독자 여러분께"

진료실 문을 열고 들어오시는 환자분들의 얼굴에는 여러 표정이 담겨 있습니다. 기대, 불안, 걱정, 때로는 체념까지도요. 특히 임플란트 상담을 위해 오시는 분들은 대부분 비슷한 고민을 안고 계십니다.

"선생님, 임플란트 정말 해야 하나요?"

"뼈 이식을 해야 한대요. 꼭 그래야 하나요?"

"임플란트가 몇 년이나 갈까요?"

"비용이 천차만별인데, 뭐가 다른 건가요?"

매일 이런 질문들을 받으면서 느낀 것이 있습니다. 임플란트에 대한 정보는 넘쳐나지만, 정작 환자분들이 진짜 알아야 할 정보는 부족하다는 것입니다.

가장 많이 받는 질문들

"임플란트, 정말 해도 되나요?"

50대 중반의 한 환자분이 기억납니다. 어금니 하나를 뽑아야 하는 상황이었는데, 임플란트를 할지 말지 석 달 넘게 고민하셨습니다.

"주변에서는 임플란트 하면 나중에 문제 생긴다고 하는 사람도 있고, 요즘은 다들 한다는 사람도 있어서요. 인터넷에 검색하면 좋다는 글도 있고 나쁘다는 글도 있고… 뭐가 맞는지 모르겠어요."

이 환자분의 혼란은 당연합니다. 같은 치료에 대해 정반대의 이야기들이 쏟아지니까요. 문제는 이런 정보들 대부분이 단편적이거나, 상업적이거나, 또는 개인의 경험에만 근거한다는 점입니다.

"뼈 이식, 꼭 해야 하나요?"

이것이 두 번째로 많이 받는 질문입니다.

40대 남성 환자분은 다른 병원에서 "뼈가 부족해서 뼈 이식이 필수"라는 말을 들으셨습니다. 견적은 임플란트 하나에 300만 원이 넘었습니다. "뼈 이식을 안 하고는 정말 방법이 없나요? 제 뼈로는 안 되나요?"

이런 질문을 받을 때마다 안타깝습니다. 뼈 이식이 정말 필요한 경우도 있지만, 본인의 뼈만으로도 충분히 가능한데 불필요하게 권유받는 경우도 적지 않기 때문입니다.

"임플란트는 얼마나 가나요?"

세 번째 질문입니다.

어떤 분은 임플란트를 한 지 15년이 넘었는데 아직도 아무 문제가 없습니다. 반면 어떤 분은 5년 만에 임플란트가 흔들려서 다시 해야 하는 상황입니다. 같은 치료인데 왜 이렇게 다른 결과가 나올까요?

"제 친구는 10년 됐는데 아직 멀쩡한데, 저는 왜 이렇게 금방 문제가 생기나요?"

이 질문에 대한 답은 간단합니다. 임플란트의 수명은 브랜드나 가격이 아니라, 처음 심을 때의 정확성과 이후의 관리에 달려 있습니다. 하지만 이것을 제대로 아는 분은 많지 않습니다.

"임플란트 브랜드, 뭐가 좋나요?"

네 번째로 많은 질문입니다.

인터넷에는 수많은 임플란트 브랜드 정보가 넘쳐납니다. 외국 유명 브랜드, 국산 브랜드, 프리미엄, 일반… 선택지가 너무 많아서 오히려 혼란스럽습니다.

"비싼 외국 브랜드가 더 좋은 거 아닌가요?"

"국산은 품질이 떨어지나요?"

"프리미엄이면 평생 가나요?"

브랜드도 중요하지만, 사실 그보다 더 중요한 것들이 있습니다. 하지만 이것을 설명해 주는 곳은 많지 않습니다.

"임플란트 후 관리, 어떻게 해야 하나요?"

다섯 번째 질문입니다.

임플란트를 한 지 3년 된 60대 환자분이 오셨습니다. 다른 치과에서 정기 검진을 받았는데 "임플란트 주변에 염증이 있다"는 말을 들으셨다고 합니다.

"저는 매일 양치질 열심히 하는데요. 뭘 잘못한 건가요? 어떻게 관리해야 하나요?"

임플란트를 한 것으로 끝이 아닙니다. 오히려 그때부터가 시작입니다. 하지만 제대로 된 관리 방법을 알려 주는 곳은 많지 않습니다.

정보의 홍수 속 진실의 부재

임플란트에 대한 정보는 정말 많습니다. 인터넷에 검색하면 수십만 개의 글이 나옵니다. 병원 홈페이지마다 화려한 설명이 있고, 후기 사이트에는 수많은 경험담이 올라옵니다. 하지만 이 정보들에는 문제가 있습니다.

첫째, 상업적입니다.

많은 정보가 환자의 이익보다는 병원의 이익을 위해 만들어집니다. "최고급 프리미엄 임플란트", "100% 성공률", "평생 보증" 같은 과장된 표현들이 넘쳐납니다.

뼈 이식이 필요 없는 경우에도 필요하다고 하거나, 비싼 브랜드가 아니면 안 된다고 하거나, 여러 개를 동시에 해야 한다고 권유하기도 합니다.

둘째, 단편적입니다.

한쪽 측면만 강조합니다. 장점만 이야기하고 단점은 숨기거나, 성공

사례만 보여 주고 실패 가능성은 언급하지 않습니다.

"비절개 임플란트는 통증이 전혀 없습니다"라고 하면서, 모든 경우에 가능한 것은 아니라는 사실은 말하지 않습니다.

셋째, 개인 경험에만 의존합니다.

후기 사이트의 글들은 대부분 개인의 경험입니다. 한 사람에게 좋았던 것이 다른 사람에게도 좋다는 보장은 없습니다.

"저는 A병원에서 했는데 너무 좋아요"라는 글과 "저는 A병원에서 망쳤어요"라는 글이 함께 있습니다. 누구 말이 맞을까요? 둘 다 맞습니다. 각자의 경험이니까요. 하지만 이것만으로는 판단할 수 없습니다.

넷째, 과학적 근거가 부족합니다.

"임플란트는 5년마다 교체해야 한다", "뼈 이식을 하면 나중에 문제가 생긴다", "외국 브랜드가 무조건 좋다" 같은 근거 없는 이야기들이 사실처럼 퍼집니다.

이 책을 쓰게 된 이유

이런 상황에서 환자분들은 혼란스러울 수밖에 없습니다. 무엇이 진실인지, 누구 말을 믿어야 할지 알 수 없으니까요.

그래서 이 책을 쓰기로 했습니다.

목적은 명확합니다.

환자분들이 임플란트에 대해 올바르게 이해하고, 스스로 판단할 수 있는 기준을 갖도록 돕는 것입니다. 상업적 이익이 아니라 공익적으로 환자의 이익을 최우선으로 하는 정보를 제공하는 것입니다. 과장이나 축소 없이, 장점과 단점을 있는 그대로 보여 주는 것입니다. 개인의 경험이 아니라 과학적 근거와 임상 경험을 바탕으로 한 정보를 전달하는 것입니다.

이 책이 특별한 이유

이 책은 특정 브랜드나 병원을 광고하지 않습니다. 어떤 치료법이 무조건 좋다고 주장하지도 않습니다. 대신 이렇게 말합니다. "이런 경우에는 이 방법이 좋고, 저런 경우에는 저 방법이 좋습니다. 본인의 상황에 맞춰 선택하세요."

본인의 뼈를 최대한 활용하는 것이 최선이라는 원칙을 강조합니다. 불필요한 뼈 이식을 권하지 않습니다. 외국 프리미엄 브랜드가 좋긴 하지만, 국산 제품도 충분히 훌륭하다는 현실을 이야기합니다.

무엇보다, 임플란트 수명을 결정하는 핵심 요소들을 명확히 알려 드립니다. 볼쪽 뼈 2mm의 중요성, 정확한 위치와 각도, 그리고 관리의 중요성을 말입니다.

"임플란트를 아는 것이 임플란트를 지키는 첫걸음"

이것이 이 책의 핵심 메시지입니다.

좋은 임플란트는 비싼 브랜드에서 나오지 않습니다. 화려한 광고를 하는 병원에서 나오지도 않습니다.

좋은 임플란트는 이렇게 만들어집니다.

정밀한 검사로 뼈 상태를 정확히 파악하고, 본인의 뼈를 최대한 활용하는 계획을 세우고, 볼쪽에 2mm 이상의 뼈를 확보할 수 있는 위치에 정확히 심고, 이후 올바른 방법으로 꾸준히 관리할 때.

이 과정에서 환자 본인이 아는 것이 중요합니다.

병원에서 "뼈 이식이 필요합니다"라고 할 때, "정말 필요한가요? 제 뼈로는 안 되나요?"라고 물을 수 있어야 합니다.

"이 임플란트가 최고급 브랜드입니다"라고 할 때, "국산 제품과 어떤 차이가 있나요? 가격 차이만큼 효과 차이도 있나요?"라고 물을 수 있어야 합니다.

"여기 이 위치에 심으면 됩니다"라고 할 때, "볼쪽 뼈는 충분히 남나요?"라고 확인할 수 있어야 합니다.

아는 것이 힘입니다. 특히 본인의 몸에 들어가는 것, 평생을 함께할 것에 대해서는 더욱 그렇습니다.

이 책의 구성

이 책은 임플란트에 대해 알아야 할 모든 것을 담았습니다.

임플란트, 혹시 이것도 아셨나요?

PART 1에서는 임플란트의 기본을 설명합니다. 임플란트가 무엇인지, 왜 필요한지, 좋은 임플란트의 조건은 무엇인지 알아봅니다.

PART 2에서는 실제 수술 과정을 자세히 설명합니다. 검사부터 수술, 회복, 보철까지의 전 과정을 이해하실 수 있습니다.

PART 3에서는 임플란트를 오래 사용하기 위한 관리 방법을 알려 드립니다. 일상 관리부터 정기 검진, 문제 발생 시 대처까지 다룹니다.

PART 4에서는 임플란트 선택의 기준을 제시합니다. 병원 선택, 브랜드 선택, 비용 이해 등 실질적인 정보를 담았습니다.

PART 5에서는 자주 묻는 질문들에 답합니다. 궁금하셨던 것들을 시원하게 해결해 드립니다.

이 책을 읽으실 분들께

이 책은 다음과 같은 분들을 위해 썼습니다.

임플란트를 고민 중이지만 확신이 서지 않는 분

뼈 이식이 필요하다는 말을 들었지만 정말 필요한지 의문인 분

이미 임플란트를 했지만 제대로 관리하는 방법을 모르는 분

임플란트에 문제가 생겨서 걱정하시는 분

가족이나 부모님의 임플란트 치료를 도와드리려는 분

임플란트에 대해 제대로 알고 싶은 모든 분

이 책을 다 읽으시면, 병원에서 설명을 들었을 때 "아, 이 말이 이런 뜻

이구나" 이해하실 수 있습니다. "이건 왜 이렇게 하나요?"라고 질문할 수 있습니다. 그리고 무엇보다, 본인에게 맞는 현명한 선택을 하실 수 있습니다.

임플란트는 큰 결정입니다. 시간도 들고, 비용도 들고, 무엇보다 내 몸에 들어가는 것입니다. 그렇기에 충분히 알고, 이해하고, 납득한 후에 시작하셔야 합니다.

이 책이 그 여정에 든든한 동반자가 되길 바랍니다.

이 책의 한계

마지막으로 분명히 말씀드리고 싶은 것이 있습니다.

이 책은 의학적 조언을 대신할 수 없습니다.

이 책은 임플란트에 대한 올바른 정보를 전달하기 위해 썼지만, 개인의 치료 결정을 대신할 수는 없습니다. 모든 사람의 입안 상태는 다릅니다. 뼈의 양과 질, 잇몸 상태, 전신 건강, 나이, 생활 습관, 씹는 힘, 치아 배열 등 고려해야 할 요소가 너무나 많습니다. 그래서 반드시 직접 검사를 받고, 담당 치과의사와 충분히 상담하신 후 결정하셔야 합니다.

이 책은 안내서입니다.

이 책의 역할은 그 상담 과정에서 더 나은 질문을 하고, 더 정확하게 이해하고, 더 현명한 선택을 하시도록 돕는 것입니다.

"병원에서 이런 설명을 들었는데, 이게 맞는 건가요?"

"이런 선택지가 있다고 하는데, 각각 어떤 장단점이 있나요?"

"제 상황에서는 어떤 것이 더 적합한가요?"

이런 질문들에 스스로 답을 찾아가실 수 있도록, 필요한 지식과 판단 기준을 제공하는 것이 이 책의 목적입니다.

함께 만들어 가는 건강

좋은 치료는 의사 혼자 만드는 것이 아닙니다. 환자와 의사가 함께 만들어 가는 것입니다. 의사는 전문 지식과 기술을 제공합니다. 환자는 본인의 상황과 희망을 명확히 전달하고, 설명을 이해하고, 함께 결정합니다. 이 책을 통해 여러분이 더 적극적이고 현명한 환자가 되시길 바랍니다. 그것이 결국 더 좋은 결과로 이어집니다.

임플란트는 단순히 없는 치아를 채우는 것이 아닙니다. 앞으로 10년, 20년, 어쩌면 평생을 함께할 제2의 치아를 만드는 것입니다. **그 중요한 결정을 내리실 때, 이 책이 밝은 등불이 되어 드리겠습니다.**

여러분의 건강한 미소를 위하여.

2025년 봄

진료실에서 김정무, 박승우 공저

목차

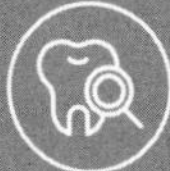  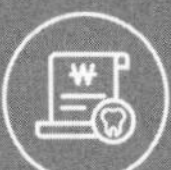

PART 1

임플란트,
기본부터 알아보기

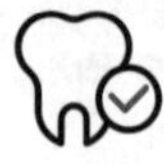

1장
임플란트란 무엇인가

임플란트의 정의와 구조

"임플란트가 정확히 뭔가요?"

이 질문을 정말 많이 받습니다. 임플란트에 대해 들어는 봤지만, 정확히 무엇인지 아는 분은 많지 않습니다.

임플란트는 인공 치아뿌리입니다. 우리 치아는 두 부분으로 이루어져 있습니다. 눈에 보이는 하얀 부분(치관)과 잇몸 속에 숨어 있는 뿌리(치근)입니다. 나무로 치면 땅 위의 줄기와 땅속의 뿌리인 셈이죠.

치아를 뽑게 되면 이 뿌리까지 모두 없어집니다. 임플란트는 바로 이 잃어버린 뿌리를 대신하는 인공 뿌리입니다. 그래서 '치아 이식(Dental

Implant)'이라고 부릅니다.

임플란트의 3가지 구성 요소

임플란트는 마치 레고 블록처럼 세 부분이 결합된 구조입니다.

첫 번째: 픽스처(Fixture)

잇몸뼈 속에 심는 나사 모양의 몸체입니다. 이것이 바로 인공 치아뿌리의 핵심입니다. 크기는 보통 직경 3.55mm, 길이 814mm 정도입니다. 엄지손가락 정도 굵기에 1.5cm 안팎의 작은 나사를 생각하시면 됩니다.

마치 집을 지을 때 땅속 깊이 박는 기둥처럼, 픽스처는 잇몸뼈 속에 단단히 박혀서 전체 임플란트를 지탱합니다. 이 기둥이 튼튼하게 자리 잡아야 위에 올라가는 모든 것이 안정적입니다.

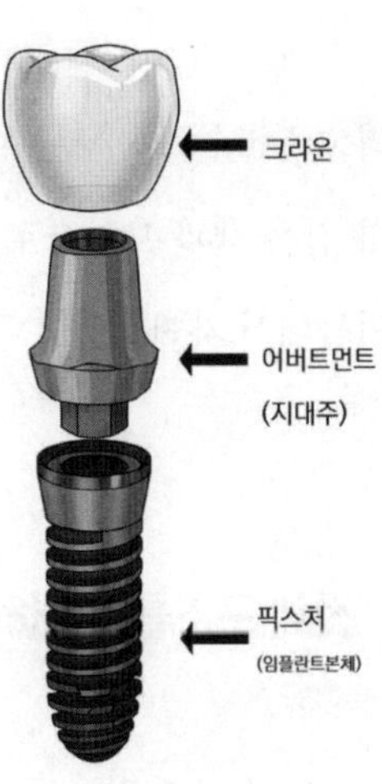

<그림 : 임플란트의 구조>

두 번째: 어버트먼트(Abutment)

픽스처와 최종 보철물을 연결하는 중간 기둥입니다. 건물로 치면 지

하 기초(픽스처) 위에 올라가는 1층 기둥과 같습니다. 잇몸 속의 픽스처
와 잇몸 위의 크라운을 이어 주는 연결고리 역할을 합니다.

어버트먼트는 픽스처에 나사로 고정됩니다. 잇몸 위로 2~3mm 정도
올라와 있어서, 여기에 최종 치아를 씌우게 됩니다.

세 번째: 크라운(Crown)

실제로 씹는 기능을 하는 인공 치아입니다. 우리가 일반적으로 '치아'
라고 부르는 하얀 부분이죠. 어버트먼트 위에 씌워지며, 주변 자연 치아
와 같은 색과 모양으로 제작됩니다. 도자기나 지르코니아 같은 재료로
만들어서 자연스럽고 튼튼합니다.

전체 구조를 이해하는 쉬운 비유

나무를 떠올려 보세요.

땅속 깊이 박힌 뿌리 → 픽스처

땅 위로 올라온 줄기 → 어버트먼트

가지와 잎이 달린 윗부분 → 크라운

또는 건물로 비유하면

임플란트, 혹시 이것도 아셨나요?

지하 기초 → 픽스처

1층 기둥 → 어버트먼트

실제 사용하는 건물 공간 → 크라운

이렇게 세 부분이 하나로 결합되어 하나의 완전한 치아를 만듭니다.

왜 세 부분으로 나눌까요?

"그냥 한 덩어리로 만들면 안 되나요?"라고 물으실 수 있습니다. 세 부분으로 나누는 데는 이유가 있습니다. 각 부분이 다른 역할을 하고, 다른 재료가 필요하기 때문입니다.

픽스처는 뼈와 붙어야 하므로 티타늄으로 만듭니다. 크라운은 보기 좋고 씹는 기능을 해야 하므로 도자기로 만듭니다. 어버트먼트는 두 부분을 안정적으로 연결해야 하므로 티타늄이나 세라믹으로 만듭니다.

또한 나중에 문제가 생겼을 때 필요한 부분만 교체할 수 있습니다. 예를 들어 크라운이 깨졌다면, 픽스처는 그대로 두고 크라운만 새로 만들면 됩니다.

실제 크기는 어느 정도인가요?

환자분들이 임플란트를 보시면 생각보다 작다고 놀라십니다. 픽스처는 새끼손가락 끝마디 정도 크기입니다. 어버트먼트는 쌀알 두세 개 정도, 크라운은 실제 치아와 같은 크기입니다.

"이렇게 작은 게 평생 버틸 수 있나요?" 걱정하시는데, 크기가 문제가 아닙니다. 정확한 위치에 올바르게 심고, 잘 관리하면 자연 치아처럼 수십 년을 사용할 수 있습니다.

100년 역사, 간단히 요약

임플란트의 역사를 아는 것은 이 치료법이 얼마나 검증되었는지 이해하는 데 도움이 됩니다.

1952년: 우연한 발견

스웨덴의 페르 잉그바르 브레네마르크 교수가 토끼를 대상으로 뼈 연구를 하고 있었습니다. 뼛속 혈액순환을 관찰하기 위해 티타늄으로 만든 작은 관을 토끼 다리뼈에 넣었습니다.

임플란트, 혹시 이것도 아셨나요?

몇 달 후 실험이 끝나고 티타늄 관을 빼내려 했는데, 문제가 생겼습니다. 뼈와 티타늄이 완전히 붙어서 떨어지지 않았던 것입니다. 보통이라면 실패한 실험이지만, 브레네마르크 교수는 여기서 중요한 발견을 했습니다. "티타늄은 우리 몸이 거부하지 않고 받아들인다. 게다가 뼈와 단단히 결합한다!" 이것이 바로 '골유착(Osseointegration)'의 발견이었습니다.

1965년: 최초의 임플란트 수술

발견 후 13년간의 연구 끝에, 1965년 스웨덴의 한 환자에게 최초로 임플란트가 시술되었습니다. 34세 남성으로, 선천적 기형으로 턱뼈와 치아에 심각한 문제가 있던 분이었습니다.

놀라운 것은 이 최초의 임플란트가 환자가 돌아가실 때까지 40년 넘게 문제없이 기능했다는 점입니다. 이것이 임플란트의 안전성과 내구성을 증명하는 살아 있는 증거가 되었습니다.

1970년대~현재: 전 세계로 확산

1970년대부터 임플란트가 전 세계로 퍼지기 시작했습니다. 수많은 연구와 개선을 거치면서 성공률이 높아지고, 적용 범위가 넓어졌습니다.

1980년대에는 표면 처리 기술이 발전하면서 골유착 속도가 빨라졌습니다. 1990년대에는 컴퓨터 기술이 도입되어 더 정밀한 계획과 수술이 가능해졌습니다. 2000년대에는 디지털 기술로 하루 만에 임플란트를 완성하는 것도 가능해졌습니다.

현재 전 세계적으로 매년 수천만 개의 임플란트가 시술되고 있습니다. 70년 가까운 임상 경험과 과학적 검증을 거친, 가장 안전하고 효과적인 치료법으로 자리 잡았습니다.

3줄 요약

1952년 티타늄과 뼈가 결합하는 골유착 현상 발견
1965년 최초 임플란트 시술, 40년 이상 성공적으로 기능
70년간의 연구와 개선을 거쳐 현재 가장 검증된 치료법

왜 티타늄을 사용하는가?(골유착의 원리)

"임플란트는 왜 티타늄으로 만드나요? 금이나 다른 금속은 안 되나요?"

이 질문의 답은 티타늄의 특별한 성질에 있습니다.

우리 몸의 방어 시스템

먼저 우리 몸의 면역 체계를 이해해야 합니다. 우리 몸은 외부에서 들어오는 물질을 민감하게 감지합니다. 세균, 바이러스는 물론이고 나무 가시, 금속 조각 같은 것도 '이물질'로 인식합니다. 그러면 면역 세포들이 달려들어 이물질을 공격하고 밖으로 밀어내려 합니다.

예를 들어 손가락에 가시가 박히면 빨갛게 부어오르고 고름이 생깁니다. 이것이 바로 우리 몸이 이물질을 제거하려는 반응입니다.

그런데 임플란트는 몸속에 영구적으로 있어야 합니다. 만약 몸이 임플란트를 이물질로 인식하고 거부한다면 어떻게 될까요? 염증이 생기고, 뼈가 임플란트를 밀어내려 하고, 결국 실패하게 됩니다.

티타늄의 특별한 성질

티타늄은 매우 특별합니다. 대부분의 금속과 달리, 우리 몸이 거부하지 않습니다. 비밀은 티타늄 표면에 형성되는 얇은 산화막에 있습니다. 티타늄이 공기나 물과 접촉하면, 표면에 즉시 산화티타늄(TiO_2)이라는 매우 얇은 막이 생깁니다. 이 막의 두께는 고작 수 나노미터, 머리카락 굵기의 10만분의 1도 안 됩니다.

놀라운 점은 이 산화막의 화학 구조가 우리 뼈의 무기질 성분과 매우 유사하다는 것입니다. 그래서 우리 몸의 면역 체계는 티타늄을 '외부 물질'이 아니라 '자기 조직의 일부'처럼 인식합니다.

골유착, 뼈와 티타늄이 하나가 되다

티타늄 임플란트를 뼈에 심으면 놀라운 일이 일어납니다.

1주차: 임플란트 주변에 혈액이 응고되면서 혈병이 형성됩니다. 이것이 뼈 재생의 시작점이 됩니다.

2~3주차: 새로운 뼈세포들(조골세포)이 만들어지기 시작합니다. 이 세포들은 티타늄 표면의 산화막을 '친숙한 표면'으로 인식하고 그곳에 달라붙습니다.

4~8주차: 뼈세포들이 티타늄 표면에서 새로운 뼈를 만들기 시작합니다. 마치 식물이 벽을 타고 올라가듯이, 뼈가 티타늄 표면을 덮어 갑니다.

8~12주차: 새로 만들어진 뼈가 점점 단단해집니다. 티타늄과 뼈 사이의 결합이 강해지면서 하나의 단단한 구조물이 됩니다.

3~6개월: 골유착이 완성됩니다. 이제 티타늄 픽스처와 뼈는 완전히 하나가 되어, 구분이 불가능할 정도로 단단히 결합됩니다.

이 과정을 '골유착(Osseointegration)'이라고 합니다. 'Osseo'는 뼈, 'integration'은 통합을 의미합니다. 말 그대로 뼈와 티타늄이 통합되는 것입니다.

다른 금속은 안 될까요?

금도 몸에 무해하고 잘 썩지 않는데, 왜 임플란트로 안 쓸까요?

금은 골유착이 안 됩니다. 몸이 거부하지는 않지만, 뼈와 결합하지도 않습니다. 그냥 뼛속에 박혀 있을 뿐입니다. 시간이 지나면 금 주변에 섬유 조직이 생기면서 점점 흔들리게 됩니다. 스테인리스나 다른 금속들도 마찬가지입니다. 거부반응이 생기거나, 골유착이 안 되거나, 부식되어 독성을 일으키기도 합니다.

오직 티타늄만이 골유착이라는 특별한 능력을 가지고 있습니다. 이것이 70년 가까이 임플란트 재료로 티타늄을 사용하는 이유입니다.

티타늄의 다른 장점들

골유착 외에도 티타늄은 여러 장점이 있습니다.

가볍지만 강합니다. 티타늄은 강철만큼 강하지만 무게는 절반밖에 안 됩니다. 그래서 항공기나 우주선에도 사용됩니다.

부식되지 않습니다. 입안은 습하고 산성도 강한 환경입니다. 하지만 티타늄은 전혀 녹슬지 않습니다. 바닷물에서도 녹슬지 않을 정도로 내구성이 뛰어납니다.

생체 적합성이 뛰어납니다. 알레르기 반응이 거의 없습니다. 그래서 인공관절, 심장 박동기, 치과 임플란트 등 몸속에 넣는 의료 기기에 널리 사용됩니다.

MRI 검사가 가능합니다. 일부 금속은 MRI 검사 시 문제를 일으키지만, 티타늄은 자성이 없어서 MRI 검사에 영향을 주지 않습니다.

표면 처리 기술의 발전

최근에는 티타늄 표면을 특수 처리해서 골유착을 더 빠르고 강하게 만드는 기술들이 개발되었습니다. 표면을 거칠게 만들어서 뼈세포가 달라붙기 쉽게 하거나, 칼슘이나 인산 같은 뼈 성분을 코팅하거나, 레이저로 미세한 구조를 만들어서 뼈 성장을 촉진하는 방식 등이 있습니다.

이런 기술들 덕분에 과거에는 4~6개월 걸리던 골유착이 지금은 2~3개월로 단축되었고, 뼈 상태가 좋지 않은 경우에도 성공률이 높아졌습니다.

티타늄이 임플란트 재료로 완벽한 이유를 정리하면

우리 몸이 거부하지 않고 자기 조직처럼 받아들입니다.

뼈와 화학적으로 결합하는 골유착이 일어납니다.

가볍고 강하며 부식되지 않습니다.

70년간의 임상 경험으로 안전성이 검증되었습니다.

이것이 전 세계 모든 임플란트가 티타늄으로 만들어지는 이유입니다.

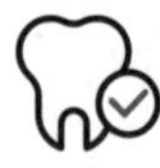

2장
나에게 임플란트가 필요한 순간

어떤 경우에 임플란트를 선택하는가

"제 경우에는 임플란트가 꼭 필요한가요?"

이 질문에 답하기 위해서는 먼저 임플란트가 필요한 상황들을 이해해야 합니다.

충치나 잇몸병으로 치아를 뽑은 경우

가장 흔한 경우입니다. 충치가 너무 깊어서 신경까지 썩었거나, 뿌리 끝까지 염증이 퍼졌거나, 치아가 세로로 쪼개진 경우에는 치료가 불가능해서 뽑아야 합니다.

잇몸병(치주염)이 심해져서 뼈가 많이 녹고 치아가 심하게 흔들리는 경우도 마찬가지입니다. 더 이상 버티기 어려워서 발치를 하게 됩니다. 문제는 치아를 뽑고 난 후입니다. 그냥 비워 두면 어떻게 될까요?

50대 여성 환자분의 사례를 들어 보겠습니다. 오른쪽 아래 첫 번째 어금니를 뽑고 2년간 그대로 두셨습니다. "어금니 하나쯤이야, 반대쪽으로 씹으면 되지" 하셨던 거죠.

하지만 2년 후 오셨을 때는 상황이 심각했습니다. 뽑은 치아 앞의 치아가 뒤로 기울어졌고, 위쪽 치아는 아래로 내려와 있었습니다. 씹는 높이가 낮아지면서 턱관절에도 통증이 생겼습니다.

결국 기울어진 치아를 바로 세우는 교정 치료부터 해야 했고, 내려온 위쪽 치아도 다듬어야 했습니다. 처음부터 임플란트를 했다면 훨씬 간단했을 일이 복잡해진 것입니다.

치아 하나가 없어지면 도미노처럼 주변 치아들이 무너집니다. 그래서 치아를 뽑으면 가능한 한 빨리 그 자리를 채워야 합니다.

사고로 치아가 부러지거나 빠진 경우

운동 중 부딪히거나, 넘어지거나, 교통사고로 치아가 손상되는 경우도 있습니다. 특히 젊은 분들의 앞니 사고가 안타깝습니다. 20대 남성이 농구하다가 부딪혀서 앞니가 부러져 오신 적이 있습니다. 뿌리까지 금이 가서 살릴 수 없었습니다.

이 경우 양옆 치아는 완벽하게 건강합니다. 브리지를 하려면 이 건강한 치아들을 깎아야 합니다. 20대의 건강한 치아를 깎는다는 것은 앞으로 50~60년을 그 치아를 약하게 만드는 것입니다.

이럴 때는 임플란트가 최선입니다. 문제가 생긴 치아만 임플란트로 해결하고, 양옆 치아는 전혀 건드리지 않습니다.

선천적으로 치아가 없는 경우

드물지만 태어날 때부터 특정 치아가 없는 분들이 있습니다. 주로 위턱 송곳니 옆의 작은 앞니(측절치)나 아래턱 작은 어금니(소구치)가 선천적으로 결손되는 경우가 많습니다.

어릴 때는 유치가 그 자리를 지키고 있지만, 영구치가 없으니 유치를

　　　　　　　　임플란트, 혹시 이것도 아셨나요?

오래 쓰게 됩니다. 하지만 유치는 뿌리가 약해서 20~30대가 되면 흔들리거나 빠집니다. 이런 경우 성장이 끝난 후(보통 만 18세 이후) 임플란트로 공간을 채워 줄 수 있습니다.

여러 개 치아가 없어서 틀니가 불편한 경우

나이가 들면서 치아를 여러 개 잃는 분들이 많습니다. 틀니를 하시는데, 불편함을 호소하시는 경우가 많습니다.

"틀니가 계속 헐거워져요."
"음식을 씹을 때마다 아파요."
"말할 때 틀니가 빠질까 봐 불안해요."
"딱딱한 음식은 아예 못 먹어요."

이런 분들은 임플란트로 틀니를 고정하거나, 아예 고정식 임플란트로 바꿀 수 있습니다. 4~6개의 임플란트만으로도 틀니를 단단히 고정할 수 있고, 씹는 힘도 훨씬 강해집니다.

오래된 브리지가 망가진 경우

10~20년 전에 브리지를 하신 분들 중에, 브리지가 망가져서 오시는

경우가 있습니다.

브리지는 양옆 치아를 기둥으로 삼아 다리를 놓는 방식입니다. 시간이 지나면서 기둥 역할을 하던 치아에 문제가 생길 수 있습니다. 충치가 생기거나, 뿌리에 염증이 생기거나, 뼈가 약해져서 흔들리는 경우입니다.

이렇게 되면 브리지 전체를 제거해야 합니다. 그러면 치아 1개가 없던 상황이 2~3개가 없는 상황으로 바뀝니다. 이때 다시 브리지를 하려면 더 많은 치아를 깎아야 합니다. 악순환이 반복되는 거죠. 이럴 때는 임플란트로 각각 독립적으로 해결하는 것이 장기적으로 더 좋습니다.

요약하면

임플란트가 필요한 경우는

치아를 뽑았거나 뽑아야 하는 경우
사고로 치아가 손상된 경우
선천적으로 치아가 없는 경우
틀니가 불편한 경우
오래된 브리지에 문제가 생긴 경우

하지만 모든 경우에 임플란트가 유일한 선택지는 아닙니다. 상황에 따라 브리지나 틀니가 더 적합할 수도 있습니다. 다음 섹션에서 이것을 자세히 알아보겠습니다.

임플란트 vs 브리지: 무엇이 다르고, 언제 선택하나

치아 하나를 잃었을 때 선택할 수 있는 방법은 크게 두 가지입니다. 임플란트와 브리지. 둘의 차이를 명확히 이해하면 현명한 선택을 할 수 있습니다.

브리지란 무엇인가

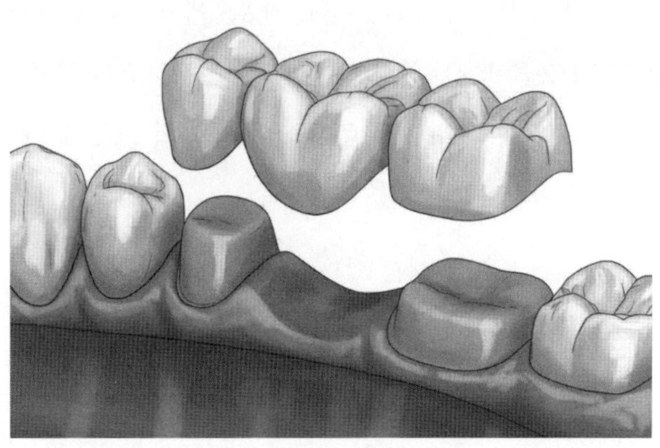

<그림 : 브리지는 양옆 치아를 다듬어서 고정시키는 방식이다.>

브리지는 말 그대로 '다리'입니다.

빠진 치아의 양옆 치아를 기둥으로 삼아, 그 사이에 다리를 놓듯이 인공 치아를 연결하는 방식입니다. 예를 들어 가운데 어금니 하나가 없다면, 앞뒤 치아를 깎아서 기둥으로 만듭니다. 그리고 세 개가 붙어 있는 보철물(앞 치아 + 중간 인공 치아 + 뒤 치아)을 만들어 씌웁니다.

브리지의 과정

양옆 치아를 마취하고 다듬습니다. 치아의 60~70% 정도를 다듬어 내서 기둥 모양으로 만듭니다. 이 과정이 비가역적입니다. 한번 다듬으면 다시 돌릴 수 없습니다.

본을 뜨고, 임시 보철물을 끼웁니다. 기공소에서 최종 보철물을 제작합니다(보통 1~2주 소요). 완성된 브리지를 시적하고 조정한 후, 시멘트로 붙입니다. 전체 과정이 2~3주면 끝납니다. 임플란트보다 훨씬 빠릅니다.

임플란트, 혹시 이것도 아셨나요?

임플란트의 방식

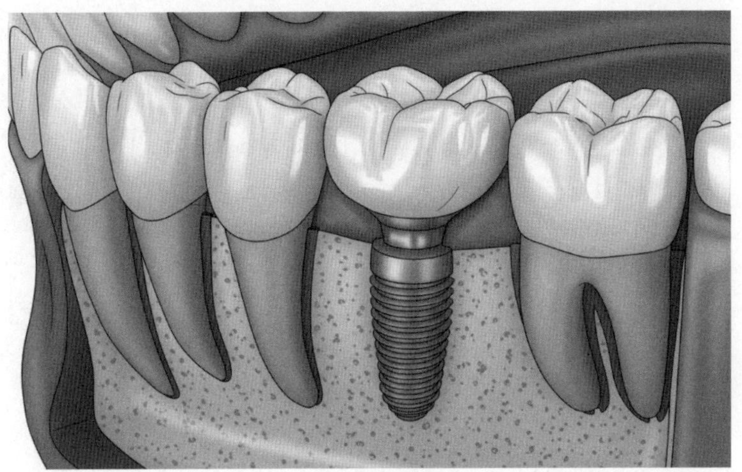

<그림 : 임플란트는 발치한 치아부위에만 독립적으로 만들어지는 인공치아입니다.>

임플란트는 독립적입니다. 빠진 치아 자리에만 인공 뿌리를 심어서 해결합니다. 양옆 치아는 전혀 건드리지 않습니다. 치아 하나를 잃었다면, 그 자리에만 임플란트 하나를 심습니다. 주변 치아는 그대로 둡니다.

임플란트와 브리지, 핵심 차이 5가지

1. 주변 치아 보존

이것이 가장 큰 차이입니다. 브리지는 양옆의 건강한 치아를 깎아야 합니다. 한 번 깎은 치아는 원래대로 돌아갈 수 없습니다. 깎은 치아는 평생 보철물로 씌워져 있어야 하고, 약해진 상태로 남습니다. 임플란트는 양옆 치아를 전혀 건드리지 않습니다. 주변 치아들은 그대로 자연 상태로 유지됩니다.

30대 직장인 환자분의 사례입니다. 사고로 앞니 하나가 부러졌습니다. 양옆 치아는 완벽하게 건강했습니다. 만약 브리지를 선택했다면 건강한 송곳니 두 개를 깎아야 했습니다. 30대에 치아를 깎으면 앞으로 40~50년을 약한 치아로 살아야 합니다. 충치 위험도 높아지고, 나중에 신경 치료가 필요할 수도 있습니다. 임플란트를 선택하셨고, 양옆 치아는 그대로 보존되었습니다. 이것이 장기적으로 훨씬 현명한 선택이었습니다.

2. 청소와 관리

브리지는 세 개가 붙어 있어서 치실을 일반적인 방법으로 사용할 수 없습니다. 특수 치실이나 치간 칫솔을 사용해야 하는데, 번거롭고 완벽하게 청소하기 어렵습니다. 음식물이 끼기 쉽고, 제대로 청소하지 않으면 기둥 치아에 충치가 생길 수 있습니다.

임플란트는 독립적이라 일반 칫솔과 치실로 자연 치아처럼 관리할 수 있습니다. 청소가 훨씬 쉽습니다.

3. 뼈 보존

치아가 없는 부위의 뼈는 시간이 지나면서 점점 줄어듭니다. 씹는 자극이 없으니까요.

브리지는 잇몸 위에 인공 치아를 얹어 놓는 방식이라 뼈에 자극을 주지 못합니다. 그래서 브리지 아래 뼈는 계속 줄어듭니다. 10년, 20년 후에는 뼈가 많이 얇아져서 나중에 문제가 생길 수 있습니다.

임플란트는 뼛속에 박혀서 씹는 힘을 직접 뼈에 전달합니다. 자연 치아처럼 뼈를 자극하므로 뼈가 유지됩니다.

4. 치료 기간

브리지는 빠릅니다. 2~3주면 완성됩니다. 임플란트는 시간이 걸립니다. 골유착 기간까지 포함하면 3~6개월입니다. 바쁜 직장인이거나 빠른 시일 내에 치료를 마쳐야 하는 경우 브리지가 유리할 수 있습니다.

5. 비용

초기 비용만 보면 브리지가 저렴한 경우가 많습니다. 임플란트 하나 가격과 브리지(세 개 붙은 것) 가격이 비슷하거나 브리지가 조금 저렴합니다.

하지만 장기적으로 보면 다릅니다. 브리지는 10~15년 후 재제작이 필요할 수 있고, 기둥 치아에 문제가 생기면 추가 비용이 듭니다. 임플란트는 제대로 관리하면 20~30년 이상 사용할 수 있어서 장기적으로는 더 경제적일 수 있습니다.

언제 브리지를 선택하나

브리지가 더 나은 경우도 있습니다.

임플란트, 혹시 이것도 아셨나요?

양옆 치아에 이미 큰 치료가 되어 있는 경우

양옆 치아에 큰 충치 치료가 되어 있거나, 신경 치료가 되어 있어서 어차피 씌워야 하는 상태라면, 브리지가 합리적입니다. 어차피 깎을 치 아니까요.

뼈 상태가 매우 나쁜 경우

뼈가 너무 부족해서 임플란트가 어렵거나, 큰 뼈 이식이 필요한 경우, 브리지가 현실적인 선택일 수 있습니다.

빠른 치료가 필요한 경우

결혼식이나 중요한 행사를 앞두고 있어서 몇 개월을 기다릴 수 없는 경우, 브리지로 빠르게 해결할 수 있습니다.

전신 건강 문제로 수술이 어려운 경우

심장병, 조절되지 않는 당뇨병, 혈액 응고 장애 등으로 수술이 위험한 경우, 브리지가 안전합니다.

언제 임플란트를 선택하나

양옆 치아가 건강한 경우

이것이 가장 중요한 기준입니다. 건강한 치아를 깎는 것은 피해야 합니다. 특히 젊은 분일수록 임플란트가 장기적으로 유리합니다.

여러 개 치아가 연속으로 없는 경우

예를 들어 어금니 세 개가 연속으로 없다면, 브리지를 하려면 앞뒤 두 개 치아로 다섯 개를 지탱해야 합니다. 기둥에 부담이 너무 큽니다. 이런 경우 임플란트가 더 안정적입니다.

장기적 관점에서 치아를 보존하고 싶은 경우

평생의 치아 건강을 생각한다면, 임플란트가 더 좋습니다. 주변 치아를 보존하고, 뼈도 지키며, 독립적으로 관리할 수 있으니까요.

시간적 여유가 있는 경우

몇 개월 기다릴 수 있다면, 임플란트가 더 나은 결과를 줍니다.

결론: 어떻게 선택할까

둘 중 무엇이 무조건 좋다고 말할 수 없습니다. 본인의 상황에 맞는 선택이 최선입니다.

젊고 양옆 치아가 건강하다면 → 임플란트

양옆 치아가 이미 다른 치료가 되어 있다면 → 브리지 고려

시간이 촉박하다면 → 브리지

장기적으로 치아를 보존하고 싶다면 → 임플란트

수술이 부담스럽다면 → 브리지

담당 치과의사와 충분히 상담하고, 본인의 치아 상태, 전신 건강, 경제적 상황, 생활 방식을 모두 고려해서 결정하세요.

틀니 vs 임플란트: 나이와 상관없는 선택 기준

"나이가 많은데 임플란트를 해도 되나요?"

이 질문을 정말 자주 받습니다. 많은 분들이 "나이가 많으면 틀니를 써야 한다"고 생각하십니다. 하지만 이것은 오해입니다.

나이는 절대적인 기준이 아닙니다. 중요한 것은 나이가 아니라 전신 건강 상태와 뼈 상태입니다. 70대, 80대에도 건강하시고 뼈 상태가 좋으면 임플란트를 성공적으로 하실 수 있습니다. 반대로 50대라도 당뇨병이나 골다공증이 심하면 신중해야 할 수 있습니다.

근 10년간 가장 인상 깊었던 환자분은 82세 할머니였습니다. 완전 틀니를 15년 넘게 사용하셨는데, 뼈가 많이 줄어서 틀니가 계속 헐거웠습니다.

"나이가 많아서 임플란트는 어렵겠지요?" 조심스럽게 물으셨습니다. 하지만 검사 결과 전신 건강도 양호하고 뼈 상태도 나쁘지 않았습니다. 임플란트 4개로 아래 틀니를 고정하는 치료를 했습니다. 수술도 잘 되었고, 회복도 빠르셨습니다. 지금은 "30년 전으로 돌아간 것 같다"며 음식을 편하게 드십니다.

틀니란 무엇인가

틀니는 잇몸 위에 올려놓는 탈착식 보철물입니다.

부분 틀니: 일부 치아가 없을 때 사용합니다. 남아 있는 치아에 고리를 걸어서 고정합니다.

완전 틀니: 치아가 모두 없을 때 사용합니다. 잇몸에 흡착력으로 붙어

있습니다.

틀니의 장점

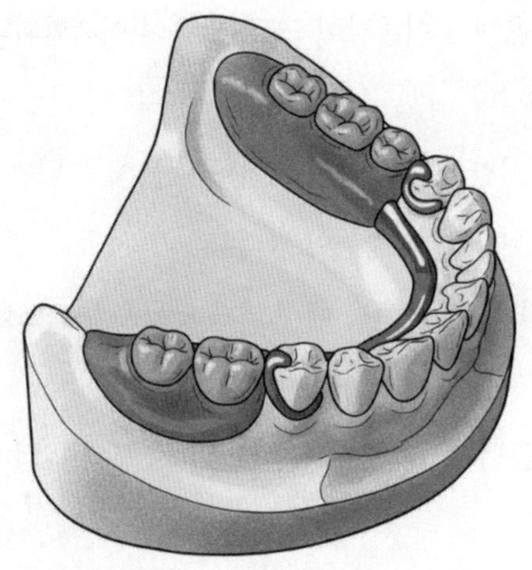

<그림 : 부분틀니는 남아 있는 치아에 고리를 걸어서 탈착하는 방식이다.>

치료가 간단합니다. 수술이 필요 없습니다. 본을 뜨고 제작하는 것만으로 완성됩니다.

비용이 저렴합니다. 만 65세 이상은 건강보험이 적용되어 본인 부담금이 적습니다.

빠릅니다. 3~4주면 완성됩니다.

전신 질환이 있어도 가능합니다. 수술이 없으니 당뇨병, 고혈압 등이 있어도 할 수 있습니다.

틀니의 단점

씹는 힘이 약합니다. 자연 치아의 30% 정도밖에 안 됩니다. 딱딱하거나 질긴 음식은 먹기 어렵습니다.

불편합니다. 처음에는 이물감이 크고, 발음이 어색합니다. 익숙해지는 데 시간이 걸립니다.

헐거워집니다. 시간이 지나면서 뼈가 줄어들어 틀니가 헐거워집니다. 계속 조정하거나 새로 만들어야 합니다.

잇몸이 아픕니다. 음식을 씹을 때 틀니가 잇몸을 누르므로 아플 수 있습니다.

뼈가 계속 줄어듭니다. 틀니는 뼈를 자극하지 못해서 뼈가 점점 얇아집니다.

임플란트의 장점

씹는 힘이 강합니다. 자연 치아의 80~90% 정도입니다. 대부분의 음식을 편하게 드실 수 있습니다.

편안합니다. 고정되어 있어서 자연 치아처럼 편합니다. 말할 때나 웃을 때 빠질 걱정이 없습니다.

뼈를 보존합니다. 씹는 힘이 뼈에 전달되어 뼈가 유지됩니다.

오래 갑니다. 제대로 관리하면 20~30년 이상 사용할 수 있습니다.

자존감이 높아집니다. 자연 치아처럼 보이고 기능해서 사회생활에
자신감이 생깁니다.

임플란트의 단점

수술이 필요합니다. 일부 분들은 수술 자체가 부담스러울 수 있습니다.
시간이 걸립니다. 2~3개월의 치료 기간이 필요합니다.
비용이 높습니다. 틀니보다 비쌉니다. 여러 개가 필요하면 부담이 큽
니다.
모든 경우에 가능하지 않습니다. 뼈가 매우 부족하거나, 전신 질환이
심하면 어려울 수 있습니다.

어떻게 선택할까: 상황별 가이드

뼈 상태가 좋고, 건강하시고, 경제적 여유가 있다면
→ 임플란트가 더 좋습니다. 장기적으로 삶의 질이 훨씬 높아집니다.
뼈가 많이 부족하거나, 큰 뼈 이식이 필요하다면
→ 틀니로 시작하거나, 소수의 임플란트로 틀니를 고정하는 방법(오
　버덴처)을 고려하세요.
수술이 부담스럽거나, 전신 질환이 심하다면
→ 틀니가 안전합니다. 건강 상태가 좋아지면 나중에 임플란트로 전

환할 수도 있습니다.

경제적 부담이 크다면

→ 틀니로 시작하세요. 나중에 여유가 생기면 임플란트로 바꿀 수 있습니다.

일부 치아만 없다면

→ 임플란트가 더 효과적입니다. 부분 틀니는 남은 치아에 부담을 주고, 끼고 빼는 것이 번거롭습니다.

모든 치아가 없다면

→ 완전 임플란트(All-on-4/6), 임플란트 틀니(오버덴처), 일반 틀니 중 선택할 수 있습니다. 뼈 상태와 예산에 따라 결정하세요.

중간 옵션: 임플란트 틀니

"임플란트는 비싸고, 틀니는 불편하고… 중간은 없나요?"

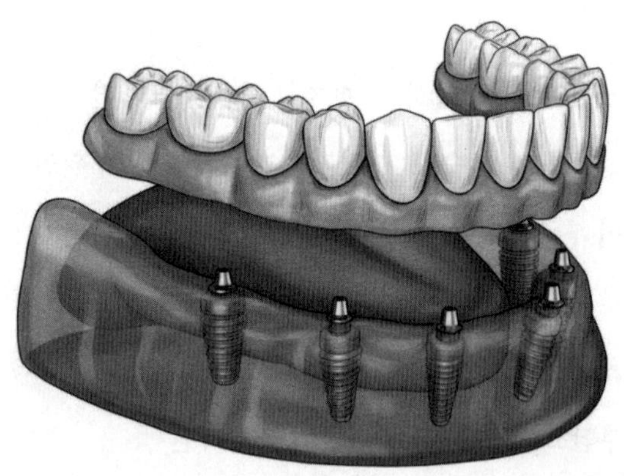

<그림 : 오버덴처는 임플란트 위에 틀니를 착용하는 방식이다.>

있습니다. 바로 '임플란트 틀니(오버덴처)'입니다. 4~6개의 임플란트를 심고, 그 위에 틀니를 고정하는 방식입니다. 일반 틀니보다 훨씬 안정적이고, 완전 임플란트보다 저렴합니다.

장점:

틀니가 움직이지 않아 씹는 힘이 강해집니다.

말할 때 빠질 걱정이 없습니다.

완전 임플란트보다 비용이 적게 듭니다.

청소를 위해 빼고 끼울 수 있습니다.

단점:

여전히 틀니입니다(빼고 끼워야 함).

완전 고정식보다는 씹는 힘이 약합니다.

많은 분들이 이 중간 옵션을 선택하십니다. 특히 뼈가 많이 부족하거나, 전체 임플란트 비용이 부담스러운 분들께 좋은 선택입니다.

실제 사례: 선택의 기준

75세 남성: 당뇨병과 고혈압이 있지만 약으로 잘 조절되고 있습니다. 뼈 상태도 양호합니다. → 임플란트 선택, 성공적으로 사용 중

68세 여성: 골다공증 약을 복용 중입니다. 뼈가 많이 약합니다. → 틀

니 선택, 정기적으로 조정하며 사용 중

72세 남성: 아래턱 뼈는 양호하지만 경제적 부담이 있습니다. → 아래 만 임플란트 틀니(4개), 위는 일반 틀니, 만족하며 사용 중

80세 여성: 건강하고 뼈도 좋지만 수술이 두렵습니다. → 일반 틀니 선택, 익숙해지는 데 시간이 걸렸지만 지금은 편하게 사용 중

결론

나이는 중요하지 않습니다. 중요한 것은

전신 건강 상태

뼈 상태

경제적 상황

본인의 희망과 생활 방식

이 모든 것을 종합적으로 고려해서 본인에게 맞는 선택을 하세요. 나이 때문에 포기할 필요는 없습니다.

임플란트, 혹시 이것도 아셨나요?

임플란트를 할 수 없는 경우

아쉽게도 모든 분이 임플란트를 할 수 있는 것은 아닙니다. 다음의 경우에는 신중해야 하거나, 조건이 개선된 후에 진행해야 합니다.

조절되지 않는 당뇨병

당뇨병이 있다고 해서 임플란트를 못 하는 것은 아닙니다. 혈당이 잘 조절되면 일반인과 비슷한 성공률을 보입니다.

문제는 혈당이 조절되지 않는 경우입니다. 공복 혈당이 200mg/dL 이상이거나, 당화혈색소(HbA1c)가 8% 이상인 경우입니다. 혈당이 높으면 상처 회복이 느리고, 감염 위험이 높으며, 골유착이 잘 안 됩니다. 수술 후 합병증 위험도 큽니다.

해결 방법: 먼저 내과에서 당뇨병 치료를 받아 혈당을 안정시키세요. 혈당이 잘 조절되면(공복 혈당 130mg/dL 이하, 당화혈색소 7% 이하) 안전하게 임플란트를 할 수 있습니다.

골다공증 약물 복용 중

골다공증 치료를 위해 특정 약물(비스포스포네이트 계열: 포사맥스, 본비바 등)을 장기간 복용하신 분들은 주의가 필요합니다.

이 약들은 뼈를 강하게 하지만, 드물게 턱뼈 괴사(BRONJ/MRONJ)를 일으킬 수 있습니다. 특히 주사제를 장기간 사용한 경우 위험이 높습니다.

판단 기준:

먹는 약을 3년 미만 복용: 대부분 안전

먹는 약을 3년 이상 복용: 주의 필요, 가능하면 약 중단 후 진행

주사제 사용: 전문의와 상담 필수

해결 방법: 내과 전문의와 상의해서 약을 잠시 중단할 수 있는지 확인하세요. 중단 후 3~6개월 기다린 후 임플란트를 진행하고, 수술 후 2~3개월 후 약을 재개하는 방식이 안전합니다.

심한 골다공증

뼈 밀도가 매우 낮으면 임플란트를 심어도 제대로 고정되지 않습니

다. CT에서 뼈 밀도를 측정했을 때 너무 낮으면, 픽스처가 제대로 박히지 않거나, 골유착이 잘 안 될 수 있습니다.

해결 방법: 골다공증 치료를 먼저 받아 뼈를 강화하세요. 칼슘과 비타민 D 보충, 적절한 운동, 필요시 약물 치료를 병행합니다. 뼈 상태가 개선되면 임플란트를 진행할 수 있습니다. 골다공증 약을 비스포스포네이트 계열이 아닌 테리파라타이드 계열로 바꾸는 방법도 있습니다.

조절되지 않는 고혈압

혈압이 매우 높으면 수술 중 출혈 위험이 있고, 혈압이 급격히 오르면 위험할 수 있습니다. 수축기 혈압이 180mmHg 이상이거나, 이완기 혈압이 110mmHg 이상이면 수술을 연기해야 합니다.

해결 방법: 혈압약으로 혈압을 조절하세요. 혈압이 안정되면(140/90mmHg 이하) 안전하게 수술할 수 있습니다. 혈압약은 수술 당일에도 복용하시고, 수술 전후로 혈압을 모니터링합니다.

방사선 치료를 받은 경우

암 치료로 머리나 목 부위에 방사선 치료를 받았다면, 그 부위의 뼈는 회복 능력이 떨어집니다. 혈관이 손상되어 골유착이 잘 안 되고, 감염 위험도 높습니다.

해결 방법: 방사선 치료 후 최소 1년 이상 기다리세요. 방사선 종양학 전문의와 상담 후, 고압 산소 치료 등을 병행하면 성공률을 높일 수 있습니다.

심한 흡연자

흡연은 혈액순환을 방해하고 상처 회복을 늦춥니다. 골유착을 방해하고, 임플란트 주변 염증 위험을 높입니다. 하루 20개비 이상 피우는 심한 흡연자는 임플란트 실패율이 2~3배 높습니다.

해결 방법: 금연하세요. 적어도 수술 2주 전부터 수술 후 2개월까지는 금연이 필수입니다. 가능하면 완전히 끊는 것이 좋습니다.

성장기 청소년

턱뼈 성장이 끝나지 않은 청소년은 임플란트를 하면 안 됩니다. 뼈는 계속 자라는데 임플란트는 고정되어 있어서, 나중에 위치가 맞지 않게 됩니다. 특히 앞니 부위는 성장하면서 임플란트가 상대적으로 낮은 위치에 있게 되어 보기 흉해질 수 있습니다.

판단 기준: 보통 남자는 만 18~20세, 여자는 만 16~18세 이후에 성장이 끝납니다. 손목 뼈 엑스레이로 성장이 끝났는지 확인할 수 있습니다.

해결 방법: 성장이 완전히 끝날 때까지 기다리세요. 그동안은 임시 보철이나 교정 치료로 관리합니다. 다만 성장이 완전히 끝나지 않았어도 경우에 따라 조기 임플란트를 하는 경우도 있습니다. 이 경우 혹시라도 추후 턱뼈가 성장해서 임플란트 높이가 안 맞게 되는 상황에는 보철물을 교체하면 됩니다.

심각한 전신 질환

다음 질환이 있으면 수술 자체가 위험할 수 있습니다.

최근 심근경색이나 뇌졸중(6개월 이내)

조절되지 않는 심부전

심한 간 질환이나 신장 질환

혈액 응고 장애

면역 억제 상태(장기 이식 후, HIV/AIDS 등)

해결 방법: 해당 의과 전문의와 상담하세요. 상태가 안정되고 전문의가 승인하면 진행할 수 있습니다.

뼈가 극도로 부족한 경우

뼈가 너무 없으면 임플란트를 심을 곳 자체가 없습니다. 특히 위턱 뒷부분은 상악동이 크고 뼈가 얇아서, 남은 뼈가 1~2mm밖에 안 되는 경우도 있습니다.

해결 방법: 뼈 이식이나 상악동거상술로 뼈를 만들 수 있습니다. 하지만 너무 큰 뼈 이식이 필요하거나, 전신 상태가 큰 수술을 감당하기 어려우면, 틀니가 더 현실적일 수 있습니다.

중요한 점

위의 조건들은 "절대 불가능"이 아니라 "신중해야 한다"는 의미입니다. 많은 경우 조건을 개선하면 가능합니다. 혈당을 조절하고, 금연하고, 뼈를 강화하고, 약을 조정하면 안전하게 임플란트를 할 수 있습니다.

정확한 검사와 전문의 상담을 통해 본인의 상태를 파악하고, 가능성을 탐색하세요. 포기하기 전에 먼저 상담을 받아 보시길 권합니다.

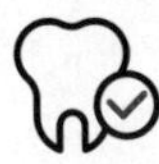

3장
좋은 임플란트의 조건

임플란트 수명을 결정하는 핵심: buccal bone 2mm의 비밀

"임플란트는 얼마나 가나요?"

이 질문에 대한 답은 간단하지 않습니다. 어떤 임플란트는 5년 만에 문제가 생기고, 어떤 임플란트는 30년 넘게 문제없이 사용됩니다. 차이는 어디서 나올까요?

브랜드? 물론 중요합니다. 하지만 그보다 더 중요한 것이 있습니다. 바로 '임플란트를 심을 때 볼쪽에 충분한 뼈를 확보했느냐'입니다.

볼쪽 뼈(Buccal Bone)란 무엇인가

치아는 뼈에 둘러싸여 있습니다. 입술이나 볼 쪽을 향한 바깥쪽 뼈를 '볼쪽 뼈(buccal bone)'라고 하고, 혀 쪽을 향한 안쪽 뼈를 '혀쪽 뼈(lingual bone)'라고 합니다. 임플란트를 심을 때 이 볼쪽 뼈가 얼마나 남느냐가 임플란트의 장기 성공을 좌우합니다.

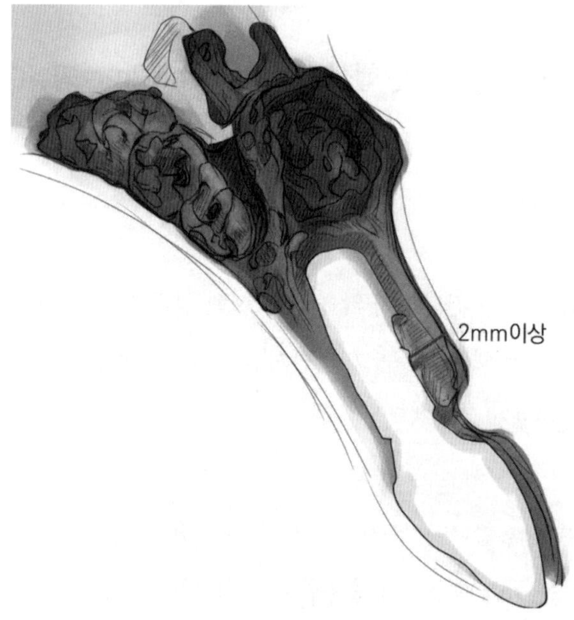

<그림 : 임플란트를 감싸 주는 볼쪽 뼈는 최소 2mm가 되어야 안전하다.>

임플란트, 혹시 이것도 아셨나요?

왜 2mm인가?

수많은 연구 결과, 임플란트를 심고 난 후 볼쪽에 최소 2mm 이상의 뼈가 남아 있어야 장기적으로 안정적이라는 것이 밝혀졌습니다. 2mm는 매우 구체적인 숫자입니다. 1.5mm로는 부족하고, 2mm 이상이어야 합니다. 이상적으로는 2.5~3mm가 좋습니다.

볼쪽 뼈가 하는 역할

우리가 음식을 씹을 때, 단순히 위아래로만 힘을 주는 것이 아닙니다. 비스듬하게, 옆으로도 힘이 가해집니다.

상상해 보세요. 딱딱한 고기를 씹을 때, 치아는 여러 방향으로 힘을 받습니다. 위에서 아래로 누르는 힘, 옆으로 밀리는 힘, 비틀리는 힘까지. 자연 치아는 치아 뿌리 주변의 인대(치주인대)가 이런 힘을 흡수해 줍니다. 하지만 임플란트에는 인대가 없습니다. 대신 주변 뼈가 이 역할을 합니다. 특히 볼쪽 뼈는 옆으로 가해지는 힘을 받쳐 주는 '지지벽' 역할을 합니다. 마치 건물의 버팀벽처럼, 임플란트가 옆으로 쓰러지지 않도록 막아 줍니다.

2mm가 없으면 어떻게 되나

볼쪽 뼈가 1mm밖에 없거나, 아예 없는 상태로 임플란트를 심으면 어떻게 될까요?

초기(1~2년): 처음에는 괜찮아 보입니다. 임플란트가 잘 붙고, 씹는데도 문제없습니다.

중기(3~5년): 얇은 뼈가 점점 흡수되기 시작합니다. 씹는 힘이 계속 가해지는데 받쳐 줄 뼈가 약하니까요. 뼈가 줄어들면서 임플란트 나사산이 조금씩 노출됩니다.

후기(5~10년): 뼈가 더 많이 줄어들고, 잇몸도 내려갑니다. 임플란트 금속 부분이 보이기 시작합니다. 염증이 생기기 쉽고, 결국 임플란트가 흔들리거나 빠질 수 있습니다.

실제 사례

40대 남성 환자분이 다른 병원에서 임플란트를 한 지 5년 만에 오셨습니다. 임플란트 주변 잇몸이 내려가고 염증이 생겼다고 합니다.

CT를 찍어 보니 볼쪽 뼈가 거의 없었습니다. 임플란트가 뼈 바깥쪽으로 살짝 튀어나와 있고, 그 주변에는 뼈가 0.5mm밖에 없었습니다.

"처음 심을 때는 괜찮았는데, 왜 이렇게 됐을까요?" 환자분이 물으셨습니다.

설명드렸습니다. "처음 심을 때 볼쪽 뼈가 부족한 상태였을 겁니다. 시간이 지나면서 얇은 뼈가 계속 흡수되어 지금처럼 된 것입니다. 만약 처음부터 볼쪽 뼈 2mm를 확보했다면, 이런 문제가 생기지 않았을 겁니다."

안타깝게도 이미 뼈가 많이 손실된 상태라 치료가 쉽지 않았습니다. 뼈 이식을 하거나, 경우에 따라 임플란트를 다시 해야 할 수도 있었습니다.

반대 사례

60대 여성 환자분은 임플란트를 한 지 15년이 되었습니다. 정기 검진을 받으러 오셨는데, 상태가 완벽했습니다. CT를 보니 볼쪽 뼈가 2.5mm 잘 유지되고 있었습니다. 15년 전 임플란트를 심을 때 볼쪽 뼈를 충분히 확보했고, 그 뼈가 지금까지 임플란트를 든든하게 받쳐 주고 있는 것입니다.

"앞으로 10년은 더 문제없이 사용하실 수 있을 것 같습니다"라고 말씀드렸더니, 환자분이 웃으며 "처음 할 때 선생님이 위치가 중요하다고 하시더니, 정말 그렇네요"라고 하셨습니다.

어떻게 2mm를 확보하나

그렇다면 치과의사는 어떻게 볼쪽 뼈 2mm를 확보할까요?

정밀한 계획

수술 전 CT를 촬영해서 뼈의 두께를 정확히 측정합니다. 예를 들어 뼈 폭이 8mm라고 합시다. 직경 4mm 임플란트를 심는다면, 양쪽에 각각 2mm씩 뼈가 남습니다. 이것은 이상적입니다.

하지만 만약 뼈 폭이 7mm라면? 직경 4mm 임플란트를 정중앙에 심으면 양쪽에 1.5mm씩밖에 안 남습니다. 이것으로는 부족합니다.

해결 방법

이럴 때는 세 가지 방법이 있습니다.

1. 작은 직경의 임플란트 사용

직경 4mm 대신 3.5mm를 사용합니다. 그러면 양쪽에 1.75mm씩 남습니다. 여전히 부족하므로…

2. 위치 조정

임플란트를 0.5mm 정도 안쪽(혀쪽)으로 배치합니다. 그러면 볼쪽에 2.25mm, 혀쪽에 1.25mm가 남습니다. 혀쪽은 조금 부족하지만, 중요한 것은 볼쪽이므로 이것이 더 낫습니다.

3. 두 방법 병행

직경 3.5mm 임플란트를 0.3mm 안쪽에 배치하면, 볼쪽에 2.05mm, 혀쪽에 1.45mm가 남습니다. 완벽합니다.

컴퓨터 시뮬레이션

요즘은 컴퓨터 프로그램으로 수술 전에 이 모든 것을 시뮬레이션합니다. CT 데이터를 프로그램에 입력하고, 가상으로 임플란트를 심어봅니다. 위치를 0.1mm씩 조정해 가며 볼쪽 뼈가 얼마나 남는지 확인합니다.

"여기에 심으면 볼쪽 뼈 1.8mm… 부족해. 0.3mm 안쪽으로… 2.1mm! 좋아. 각도를 5도 더 기울이면… 2.3mm. 완벽해!"

이렇게 밀리미터 단위로 최적의 위치를 찾습니다. 수술 전에 이미 완벽한 계획이 세워져 있는 것입니다.

수술 중 확인

계획대로 드릴링을 하고, 임플란트를 심습니다. 그리고 반드시 확인합니다. 얇은 기구를 볼쪽에 넣어서 뼈 두께를 촉감으로 확인하거나, 초음파 기구로 측정합니다. 2mm 이상이 확인되면 안심하고 마무리합니다.

만약 예상보다 부족하면? 임플란트 위치를 조정하거나, 부득이한 경우 소량의 뼈 이식을 추가해서라도 2mm를 확보합니다.

환자가 확인하는 방법

"제 임플란트는 볼쪽 뼈가 충분한가요?"

이렇게 물어보세요. 좋은 치과라면 CT 영상을 보여 주며 설명해 줄 것입니다.

"여기 보시면, 임플란트 바깥쪽에 이만큼 뼈가 있습니다. 2.2mm 정

임플란트, 혹시 이것도 아셨나요?

도 됩니다. 충분하죠?"

만약 "뭐, 그 정도는 상관없어요" 하거나, 명확히 답하지 못한다면 조금 걱정스럽습니다.

왜 많은 곳에서 이것을 간과하나

안타깝게도 모든 치과가 볼쪽 뼈 2mm를 신경 쓰는 것은 아닙니다. 어떤 곳은 "일단 임플란트만 들어가면 돼" 하는 식으로 접근합니다. 당장은 문제없어 보이니까요. 하지만 5년, 10년 후를 생각하면 이것은 큰 실수입니다. 또 어떤 곳은 알면서도 편의상 무시합니다. 정확한 위치에 심으려면 시간과 노력이 더 들기 때문입니다.

하지만 제대로 하는 곳은 다릅니다. 처음부터 정밀하게 계획하고, 0.1mm 단위로 위치를 조정하며, 수술 중에도 확인합니다. 당장은 시간이 조금 더 걸려도, 환자의 평생을 생각하면 이것이 맞습니다.

핵심 정리

임플란트 수명의 비밀은 볼쪽 뼈 2mm에 있습니다.

2mm 이상 확보하면: 10년, 20년, 30년 후에도 안정적

2mm 미만이면: 5~10년 후 뼈 흡수, 잇몸 내려감, 염증, 실패 가능성

좋은 임플란트는 비싼 브랜드가 아니라, 정확한 위치에 심어진 임플란트입니다. 그리고 정확한 위치란, 볼쪽에 2mm 이상의 뼈를 확보할 수 있는 위치입니다.

왜 자가골이 최선인가

"뼈 이식이 필요하다고 하는데, 어떤 뼈를 사용하는 게 좋나요?"

뼈 이식이 불가피한 경우, 사용할 수 있는 재료는 네 가지입니다. 본인의 뼈(자가골), 다른 사람의 뼈(동종골), 다른 동물의 뼈(이종골), 인공적으로 만든 뼈(합성골). 이 중 자가골이 최선입니다.

자가골(Autogenous Bone)이란 본인의 뼈를 다른 부위에서 채취해서 이식하는 것입니다. 주로 턱뼈의 다른 부분(턱 끝, 볼 안쪽, 사랑니 부위)이나, 양이 많이 필요한 경우 엉덩이뼈(장골)에서 채취합니다. 임플란트 수술을 진행하면서 뼈에 구멍을 낼 때 채취하는 뼈잔사를 바로 이식하는 방법도 있습니다.

   임플란트, 혹시 이것도 아셨나요?

1. 살아 있는 뼈입니다

자가골은 살아 있는 조직입니다. 뼈세포가 살아 있고, 혈관이 있으며, 성장 인자들이 포함되어 있습니다. 이식하면 즉시 활동을 시작합니다. 혈관이 들어오고, 뼈세포가 증식하며, 주변 뼈와 빠르게 연결됩니다.

반면 이종골이나 합성골은 죽은 조직이거나 무생물입니다. 단순히 '틀' 역할만 할 뿐, 스스로 활동하지 못합니다.

2. 거부반응이 전혀 없습니다

본인의 조직이니까 우리 몸이 100% 받아들입니다. 면역 반응, 알레르기, 거부 현상이 일어날 가능성이 전혀 없습니다. 이종골은 아무리 잘 처리해도 결국 '다른 동물의 뼈'입니다. 대부분은 문제없지만, 드물게 거부반응이나 알레르기가 생길 수 있습니다.

3. 새로운 뼈로 완전히 바뀝니다

자가골을 이식하면 시간이 지나면서 100% 새로운 뼈로 재형성됩니다. '처음 이식한 뼈 → 서서히 분해됨 → 동시에 새로운 뼈가 만들어짐 → 결국 완전히 새로운 뼈로 교체됨' 이 과정을 '재형성(remodeling)'이라고 합니다. 3개월~6개월 후에는 이식한 부위와 원래 뼈의 구분이 불가능할 정도로 하나가 됩니다.

이종골은 일부만 흡수되고 나머지는 그대로 남아 있는 경우가 많습니다. 완전히 자기 뼈로 바뀌지 않습니다.

4. 골유착이 빠르고 확실합니다

임플란트를 심으면 주변 뼈와 골유착이 일어나야 합니다. 자가골은 살아 있는 뼈세포가 즉시 임플란트 표면에 달라붙어 골유착을 시작합니다. 빠르고 강하게 결합합니다.

이종골 부위는 골유착이 느리고 약할 수 있습니다. 뼈세포가 천천히 들어와야 하니까요.

5. 장기 안정성이 뛰어납니다

근 10년간의 경험상, 자가골로 이식한 부위의 임플란트가 가장 오래, 가장 안정적으로 유지됩니다.

10년, 15년 후를 비교하면 차이가 확연합니다. 자가골 부위는 뼈가 잘 유지되는 반면, 이종골 부위는 일부 흡수되거나 변형되는 경우가 있습니다.

실제 사례

50대 남성 환자분이 위턱 앞니 부위에 임플란트가 필요했습니다. 사고로 치아가 빠지면서 뼈도 많이 손실된 상태였습니다.

뼈 이식이 불가피했습니다. 임플란트 수술 부위가 광범위해서 다른 임플란트 수술 부위에서 채취한 골잔사를 이식했습니다. 임플란트 식립과 동시에 뼈 이식을 진행했고, 3년이 지난 지금도 잘 사용하고 계십니다.

CT를 보면 이식한 부위와 원래 뼈의 구분이 안 됩니다. 완전히 하나의 단단한 뼈가 되었습니다.

자가골의 단점

그렇다면 왜 모든 경우에 자가골을 쓰지 않을까요? 단점도 있기 때문입니다.

1. 추가 수술 부위

뼈를 채취하는 부위에 수술이 필요합니다. 한 곳만 수술하는 것이 아니라 두 곳을 수술하는 셈입니다. 턱 끝이나 볼 안쪽에서 채취하면 입안에서 모두 해결되지만, 그래도 추가 절개와 봉합이 필요합니다. 엉덩이뼈에서 채취하려면 전신마취가 필요하고, 입원도 해야 합니다. 하지만, 임플란트 드릴로 뼈를 뚫을 때 얻어지는 뼈 잔사를 사용한다면 이러한 단점을 개선할 수 있습니다.

2. 회복 시간이 길어집니다

채취 부위도 아물어야 하니까 회복이 더 걸립니다. 통증도 두 곳에서 생깁니다. 턱 끝에서 채취하면 며칠간 턱이 저리거나 감각이 이상할 수 있습니다(대부분 일시적). 마찬가지로 임플란트 드릴로 뼈를 뚫을 때 얻어지는 뼈 잔사를 사용한다면 이러한 단점은 개선됩니다.

3. 채취할 수 있는 양이 제한적입니다

턱뼈에서 채취할 수 있는 양은 한정되어 있습니다. 소량은 괜찮지만, 많은 양이 필요하면 부족할 수 있습니다.

4. 비용이 추가됩니다

채취 수술 비용이 더해집니다. 이종골을 사는 것보다 비쌀 수 있습니다.

그럼에도 자가골을 선호하는 이유

단점이 있어도 장점이 훨씬 큽니다. 단기적으로는 불편하고 비용이 더 들지만, 장기적으로는 가장 안정적이고 성공률이 높습니다. 10년, 20년 후의 결과를 생각하면 자가골이 최선입니다.

동종골은 언제 사용할까

큰 뼈 결손이 있는데 자가골 채취가 어려운 경우

많은 양의 뼈가 필요한데, 본인의 턱뼈에서 채취하기에는 양이 부족하고, 엉덩이뼈에서 채취하는 전신마취 수술은 부담스러울 때 사용합니다.

자가골의 장점을 살리고 싶지만 추가 수술을 원치 않을 때

이종골보다는 더 나은 결과를 원하지만, 자가골처럼 다른 부위를 수술하는 것은 피하고 싶은 경우 선택할 수 있습니다.

자가골과 혼합 사용

소량의 자가골에 동종골을 섞어서 사용하면, 자가골의 우수한 골유착 능력을 활용하면서도 필요한 양을 채울 수 있습니다. 예를 들어 자가골 30% + 동종골 70% 형태로 사용합니다.

이종골과 합성골은 언제 사용하나

그렇다면 이종골(주로 소뼈)이나 합성골은 언제 사용할까요?

필요한 양이 많을 때

자가골만으로는 양이 부족한 경우, 자가골과 이종골을 섞어서 사용합니다. 자가골의 장점을 살리면서 양은 이종골로 보충하는 것입니다.

환자가 추가 수술을 원하지 않을 때

"한 곳만 수술하고 싶어요. 다른 곳에서 뼈 채취하는 건 싫어요"라고 하시는 분들이 있습니다. 이해할 수 있는 선택입니다. 이럴 때는 이종골이나 합성골을 사용합니다.

소량만 필요할 때

아주 조금만 보충하면 되는 경우, 굳이 자가골을 채취하지 않고 합성골로 간단히 해결할 수 있습니다.

혼합 사용: 현실적인 타협

실제로는 자가골과 이종골을 섞어서 사용하는 경우가 많습니다. 예를 들어 자가골 50% + 이종골 50%로 섞으면

자가골의 우수한 생착력 활용

이종골로 양 보충

추가 수술 부위는 최소화

비용도 절감

이것이 현실적인 타협안입니다.

핵심 메시지

뼈 이식 재료 중 자가골이 최선입니다.

거부 반응 없음
빠른 골유착
완전한 재형성
장기 안정성

하지만 상황에 따라 동종골, 이종골이나 합성골도 선택지가 될 수 있습니다. 중요한 것은 무조건 한 가지만 고집하는 것이 아니라, 각각의 장단점을 이해하고 본인의 상황에 맞게 선택하는 것입니다. 그리고 무엇보다, 뼈 이식 자체를 최소화하는 것이 가장 좋습니다. 다음 섹션에서 이것을 알아보겠습니다.

"뼈 이식을 해야 한다고 하는데, 정말 필요한가요?"

이 질문을 받을 때마다 먼저 확인합니다. "정말 뼈 이식이 필요한가? 본인의 뼈만으로는 방법이 없는가?"

1. 본인의 뼈가 가장 좋습니다

앞서 설명했듯이 자가골이 최선이지만, 자가골도 원래 그 자리에 있던 뼈만큼 좋지는 않습니다. 이식한 뼈는 아무리 잘해도 '이식한 뼈'입니다. 혈관이 다시 들어와야 하고, 재형성 과정을 거쳐야 합니다. 원래 그 자리에 있던 뼈처럼 자연스럽지는 않습니다. 물론 시간이 6개월 이상 지나면 거의 원래 있던 뼈처럼 됩니다. 그래도 가능하면 원래 있는 뼈를 최대한 활용하는 것이 최선입니다.

2. 치료 기간이 크게 단축됩니다

뼈 이식을 하면 시간이 오래 걸립니다. 뼈 이식 수술 → 4~6개월 대기 (이식한 뼈가 자리 잡기를 기다림) → 임플란트 수술 → 3~4개월 대기 (골유착) → 보철. 전체 기간이 10개월~1년이 걸립니다.

하지만 본인의 뼈만으로 하면 임플란트 수술 → 3~4개월 대기(골유 착) → 보철. 절반의 시간이면 충분합니다.

3. 비용이 크게 줄어듭니다

뼈 이식은 비용이 추가됩니다. 이식 재료비, 시술비가 더해져서 적게 는 수십만 원, 많게는 백만 원 이상 추가됩니다. 여러 개의 임플란트가 필요한 경우 부담이 더 커집니다. 본인의 뼈만으로 하면 이 비용을 아낄 수 있습니다.

4. 수술 횟수가 줄어듭니다

소량 이식하는 것은 임플란트 식립과 동시에 진행하는 게 보통이지 만, 제대로 뼈 이식이 필요한 부위에 정석적인 방식으로 뼈 이식을 하면 최소 두 번의 수술이 필요합니다. 뼈 이식 수술, 그리고 임플란트 수술. 수술이 늘어나면 그만큼 불편하고, 위험도 높아집니다. 통증, 부기, 감 염 위험 모두 증가합니다. 본인의 뼈만으로 하면 임플란트 수술 한 번으 로 끝납니다.

5. 성공률이 더 높습니다

이식한 뼈가 항상 성공하는 것은 아닙니다. 이식한 뼈가 제대로 자리 잡지 못하거나, 흡수되어 없어지거나, 감염될 수 있습니다. 그러면 뼈 이식을 다시 해야 하거나, 임플란트 자체를 포기해야 할 수도 있습니다. 본인의 뼈는 이미 그 자리에 있으니 이런 위험이 없습니다.

어떻게 뼈 이식을 최소화할 수 있나

1. 조기 치료

치아를 뽑으면 뼈는 계속 줄어듭니다. 특히 처음 1년간 가장 많이 줄어듭니다. 뽑고 3개월 후와 3년 후의 뼈 양은 크게 다릅니다. 그래서 치아를 뽑으면 가능한 한 빨리 임플란트를 계획하세요. 뼈가 많이 남아 있을 때 하면 뼈 이식 없이 가능한 경우가 많습니다.

2. 즉시 임플란트

경우에 따라서는 치아를 뽑자마자 그 자리에 임플란트를 심을 수 있습니다. 뼈가 줄어들기 전에 바로 심는 것이므로 뼈 이식이 필요 없는 경우가 많습니다. 모든 경우에 가능한 것은 아니지만, 가능한 경우라면 좋은 선택입니다.

3. 정밀한 계획과 기술

같은 뼈 상태라도 어떻게 계획하느냐에 따라 뼈 이식 필요 여부가 달라집니다.

사례: 60대 여성, 위쪽 어금니 뼈가 부족
다른 병원: "뼈가 부족해서 상악동거상술(큰 뼈 이식)이 필수입니다"
우리 병원 판단: CT 분석 결과, 7mm 길이의 짧은 임플란트를 적절한 각도로 심으면 가능했습니다.
결과: 뼈 이식 없이 임플란트 성공, 5년째 잘 사용 중
차이는 정밀한 분석과 계획이었습니다.

4. 작은 직경, 짧은 길이의 임플란트 활용

과거에는 "임플란트는 클수록, 길수록 좋다"고 생각했습니다. 하지만 최근 연구와 기술 발전으로, 작고 짧은 임플란트도 충분히 성공적이라는 것이 입증되었습니다.

뼈 폭이 좁으면 직경 2.0mm나 2.5mm 같은 가는 임플란트를 사용합니다. (일체형 임플란트) 뼈 높이가 낮으면 8mm나 심지어 6mm 짧은 임플란트도 사용할 수 있습니다. 해외에선 어금니 자리에 4mm 길이 임플란트를 하는 경우도 있습니다.

물론 무조건 작고 짧은 게 좋다는 뜻은 아닙니다. 하지만 "뼈가 부족하니 무조건 뼈 이식"이 아니라, "이 정도 뼈면 작은 임플란트로 가능하지 않을까?" 하고 먼저 검토해야 한다는 뜻입니다.

5. 각도 조정과 위치 최적화

임플란트를 수직으로만 심어야 하는 것은 아닙니다. 뼈가 충분한 쪽으로 각도를 기울여서 심으면 뼈 이식 없이 가능한 경우가 많습니다.

예를 들어 위턱 뒤쪽은 상악동 때문에 수직으로는 뼈가 부족하지만, 약간 비스듬하게 앞쪽으로 기울이면 충분한 뼈를 활용할 수 있습니다.

후에 설명할 All-on-4 방식이 바로 이 원리를 활용한 것입니다. 뒤쪽 임플란트를 비스듬히 심어서 뼈 이식을 최소화합니다.

뼈 이식이 정말 필요한 경우

오해하지 마세요. 뼈 이식이 나쁘다는 뜻이 아닙니다. 정말 필요한 경우도 분명 있습니다.

뼈가 극도로 부족한 경우

폭이 3mm 이하, 높이가 5mm 이하로 극도로 부족하면, 아무리 작은 임플란트를 사용해도 불가능합니다. 이럴 때는 뼈 이식이 필요합니다. 하지만 뼈 이식을 한다고 해서 100% 본인의 뼈가 되는 것도 아니거니와 뼈가 만들어진다 해도 임플란트 머리를 완성하고 씹는 힘이 가해지면 가루처럼 사라지는 경우가 대부분입니다. 뼈의 양이 너무 적어 임플란트가 적절치 않다고 판단되면 과감하게 차선책을 결정하는 것이 가장 현명한 선택일 수 있습니다. (브리지, 틀니 등)

사고로 뼈가 크게 손상된 경우

교통사고나 심한 외상으로 뼈가 크게 부서지거나 없어진 경우, 뼈를 재건해야 합니다.

여러 개 임플란트를 연결해야 하는 경우

여러 개의 임플란트를 브리지처럼 연결하는 경우, 모든 임플란트가 같은 높이와 각도여야 합니다. 이를 위해 일부 부위에 뼈 이식이 필요할 수 있습니다.

핵심은 '필요성 판단'입니다.

중요한 것은 뼈 이식의 필요성을 정확히 판단하는 것입니다.

좋은 접근:

"현재 뼈 상태를 정밀 분석 → 본인 뼈만으로 가능한 방법 먼저 검토 → 정말 불가능한 경우에만 뼈 이식 고려"

나쁜 접근:

"뼈가 조금이라도 부족하면 무조건 뼈 이식"

근 10년간의 경험으로 말씀드리면, "뼈 이식이 필수"라고 들었던 분들 중 상당수가 실제로는 본인의 뼈만으로도 가능했습니다. 정밀한 계획과 적절한 기술만 있으면 말이죠.

환자가 할 수 있는 것

1. 질문하세요

"뼈 이식이 정말 필요한가요?"

"본인 뼈만으로는 방법이 없나요?"

"작은 임플란트나 각도 조정으로는 안 되나요?"

이런 질문을 하는 것을 주저하지 마세요. 좋은 치과라면 진지하게 재검토하고 여러 옵션을 제시할 것입니다.

2. 다른 의견도 들어 보세요

한 곳에서 "뼈 이식 필수"라고 했다면, 다른 곳에서도 상담을 받아 보세요. 어떤 곳에서는 필수라고 하는데, 다른 곳에서는 필요 없다고 하는 경우가 실제로 많습니다. 두세 곳의 의견을 비교해 보는 것이 현명합니다.

3. CT를 직접 보세요

"제 뼈가 정확히 어떤 상태인가요? CT를 보여 주시고 설명해 주실 수

임플란트, 혹시 이것도 아셨나요?

있나요?"

CT를 함께 보면서 설명을 들으면 이해가 훨씬 쉽습니다. 정말 뼈가 부족한지, 아니면 충분한지 본인도 어느 정도 판단할 수 있습니다.

4. 조기에 치료하세요

치아를 뽑게 되면 너무 오래 기다리지 마세요. 시간이 지날수록 뼈는 줄어들고, 뼈 이식이 필요해질 가능성이 높아집니다.

실제 통계

흥미로운 통계가 있습니다.

발치 후 3개월 이내 임플란트를 한 경우: 뼈 이식 필요율 약 15%

발치 후 1년 후 임플란트를 한 경우: 뼈 이식 필요율 약 40%

발치 후 3년 이상 후 임플란트를 한 경우: 뼈 이식 필요율 약 60%

조기 치료가 얼마나 중요한지 보여 주는 수치입니다.

결론: 최소화의 철학

좋은 임플란트 치료는 다음과 같은 철학을 가집니다.

"환자의 뼈를 최대한 활용하고, 불필요한 시술은 최소화하며, 정말 필요한 경우에만 뼈 이식을 한다."

이것이 환자에게도 좋고, 장기적인 결과도 좋습니다.

지금까지 임플란트의 기본을 알아보았습니다. 임플란트는 티타늄으로 만든 인공 치아뿌리로, 70년 가까운 역사와 과학적 검증을 거친 안전한 치료법입니다.

임플란트의 수명은 브랜드가 절대적인 것이 아니라 '처음 심을 때 볼 쪽에 2mm 이상의 뼈를 확보했는가'에 달려 있습니다. 가능한 한 본인의 뼈를 최대한 활용하는 것이 최선이며, 뼈 이식은 정말 필요한 경우에만 최소한으로 하는 것이 좋습니다.

이제 임플란트의 기본을 이해하셨습니다. 다음 파트에서는 실제 수술 과정을 자세히 알아보겠습니다. 검사부터 수술, 회복, 보철까지 전 과정을 단계별로 설명드리겠습니다.

좋은 임플란트의 3가지 조건

1. 볼쪽 뼈 2mm 이상 확보: 장기 성공의 핵심

2. 본인의 뼈 최대 활용: 자가골이 최선

3. 뼈 이식 최소화: 불필요한 시술 줄이기

이 세 가지 원칙을 기억하시고, 임플란트 상담을 받으실 때 확인하세요. 이것이 10년, 20년 후에도 건강한 임플란트를 유지하는 비결입니다.

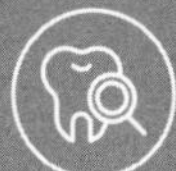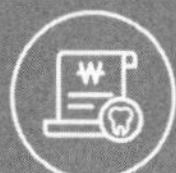

PART 2

임플란트 수술,
이렇게 진행됩니다

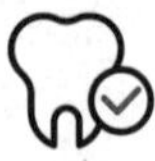

4장
수술 전 검사와 계획

CT 촬영은 왜 필요한가

"임플란트 하려면 CT를 찍어야 한대요. 꼭 필요한가요? 일반 엑스레이로는 안 되나요?"

이 질문을 정말 자주 받습니다. CT 촬영 비용이 부담스러우신 것도 이해합니다. 하지만 결론부터 말씀드리면, CT는 선택이 아니라 필수입니다.

일반 엑스레이와 CT의 결정적 차이

일반 엑스레이(파노라마)는 2차원 평면 사진입니다. 건물을 정면에서만 찍은 사진과 같습니다. 건물의 높이는 알 수 있지만, 앞뒤 깊이는 알 수 없습니다.

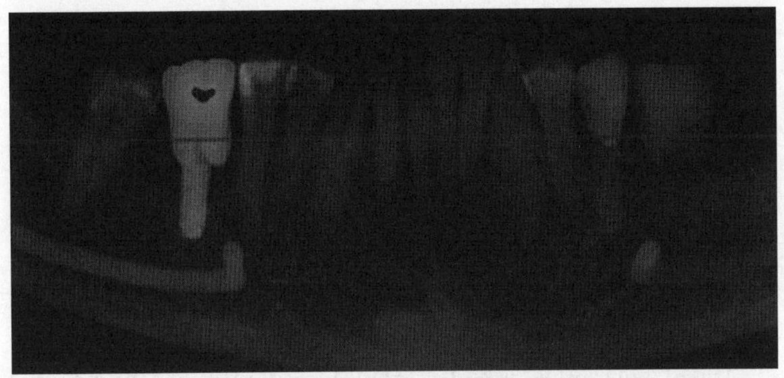

<그림 : 2D사진 파노라마 영상만으로는 뼈의 두께를 알 수 없다.>

CT는 3차원 입체 영상입니다. 건물을 360도 돌려 가며 모든 각도에서 볼 수 있는 것과 같습니다. 높이, 폭, 깊이 모든 것을 정확히 알 수 있습니다.

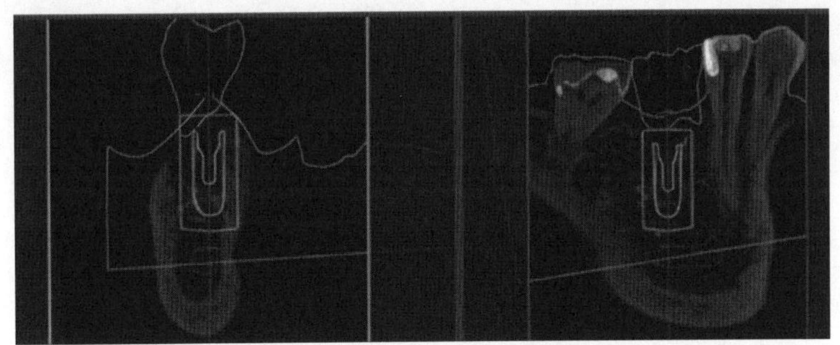

<그림 : 3D 사진에서는 축을 뒤틀어서 뼈의 두께를 확인할 수 있다.>

뼈의 정확한 두께

일반 엑스레이로는 뼈의 높이만 알 수 있습니다. 하지만 CT는 폭까지 밀리미터 단위로 측정합니다.

40대 남성 환자분의 사례입니다. 일반 엑스레이만 보면 "뼈가 충분하니 바로 임플란트 가능"했습니다. 하지만 CT를 찍어 보니 놀라운 사실이 드러났습니다.

뼈의 높이는 12mm로 충분했지만, 폭은 겉으로만 두꺼워 보였습니다. 실제로는 바깥쪽 뼈가 얇은 껍질처럼 1mm도 안 되게 남아 있었고, 안쪽도 부족했습니다.

만약 CT 없이 수술했다면? 드릴링하는 순간 얇은 뼈막이 깨지고, 임플란트가 제대로 고정되지 않았을 것입니다. CT 덕분에 미리 파악하고 적절한 크기의 임플란트를 선택했고, 위치도 조정했습니다.

중요한 구조물의 위치

우리 턱뼈에는 절대 건드리면 안 되는 중요한 구조물들이 있습니다. 아래턱에는 '하치조신경관'이라는 신경 통로가 지나갑니다. 이 신경을 다치면 입술이나 턱의 감각이 없어지거나 저릴 수 있습니다. 심한 경우 영구적일 수도 있습니다. 위턱에는 '상악동'이라는 빈 공간이 있습니다. 여기를 뚫고 들어가면 안 됩니다.

CT에서는 이런 구조물의 정확한 위치를 확인할 수 있습니다. "신경까지 거리가 3.2mm입니다. 10mm 임플란트를 심으면 2.8mm 안전거리가 확보됩니다." 이렇게 정밀하게 계획할 수 있습니다.

뼈의 질(밀도)

같은 두께의 뼈라도 단단한 뼈와 무른 뼈는 완전히 다릅니다. CT는 뼈의 밀도까지 측정할 수 있습니다. 밀도를 수치로 나타내서 "이 부위는 단단하니 골유착이 빠를 것입니다" 또는 "이 부위는 무르니 골유착 기간을 길게 잡아야겠습니다"라고 예측할 수 있습니다.

볼쪽 뼈 확인

앞서 강조했듯이, 임플란트를 심고 난 후 볼쪽에 2mm 이상의 뼈가 남아야 합니다. 일반 엑스레이로는 볼쪽 뼈를 확인할 수 없습니다. 오직 CT만이 볼쪽 뼈의 두께를 정확히 보여 줍니다.

"이 위치에 이 크기 임플란트를 심으면 볼쪽 뼈가 2.3mm 남습니다" 이렇게 수술 전에 확인하고 계획할 수 있습니다.

CT가 없으면 어떻게 되나

CT 없이 임플란트를 한다는 것은 눈을 감고 운전하는 것과 같습니다. 뼈가 충분한 줄 알았는데 막상 수술해 보니 부족해서 뼈 이식을 추가로 해야 하거나, 신경을 다쳐서 감각 이상이 생기거나, 임플란트 위치가 잘못되어 나중에 문제가 생길 수 있습니다.

근 10년간의 경험으로 말씀드리면, CT 촬영 덕분에 수술 중 예상치 못한 문제를 피하고, 더 정확한 위치에 임플란트를 심을 수 있었습니다.

CT 촬영 과정

걱정하시는 분들이 많은데, CT 촬영은 전혀 아프지 않습니다. 기계 앞에 서거나 앉으면, 기계가 머리 주위를 한 바퀴 돕니다. 10~20초면 끝납니다. 기계 돌아가는 소리만 날 뿐, 아무 느낌이 없습니다. 방사선량도 걱정하실 필요 없습니다. 치과용 CT는 의과용 CT보다 방사선량이 10분의 1 이하로 매우 적습니다. 비행기 타고 장거리 여행 한 번 하는 것과 비슷한 수준입니다.

비용 대비 가치

CT 촬영 비용이 부담스러우실 수 있습니다. 하지만 이것은 안전하고 성공적인 임플란트를 위한 필수적인 투자입니다. 집을 지을 때 지반 조사를 하지 않고 짓는다면? 나중에 기울거나 무너질 수 있습니다. 임플란트도 마찬가지입니다. CT 촬영 비용은 한 번이지만, 그 정보로 만들어진 정확한 계획은 10년, 20년을 좌우합니다.

뼈 상태 평가: 양, 밀도, 위치

CT 촬영을 마쳤다면, 이제 본격적으로 뼈 상태를 분석합니다. 이 단계가 임플란트 성공의 90%를 결정합니다.

뼈의 양: 높이와 폭

높이 측정

임플란트가 들어갈 공간의 높이를 측정합니다. 일반적으로 최소 8mm는 되어야 하고, 이상적으로는 10mm 이상이 좋습니다. 하지만 중요한 것은 단순히 높이만 보는 게 아닙니다. 아래턱이라면 신경관까지의 거리를 빼야 하고, 위턱이라면 상악동까지의 거리를 빼야 합니다. 예를 들어 뼈 높이가 12mm인데 신경관까지 거리도 12mm라면? 안전거리 2mm를 확보하려면 10mm 임플란트를 심어야 합니다.

폭 측정

이것이 더 중요합니다. 임플란트를 심고 난 후 볼쪽에 2mm 이상이 남아야 하니까요. 뼈 폭이 7mm라고 합시다. 직경 4mm 임플란트를 정중앙에 심으면 양쪽에 1.5mm씩 남습니다. 부족합니다. 해결책은? 직경 3.5mm 임플란트를 사용하거나, 임플란트를 0.5mm 안쪽으로 배치해서 볼쪽에 2mm를 확보합니다.

뼈의 밀도

뼈 밀도는 보통 4단계로 분류합니다.

1형 (D1): 매우 단단한 뼈. 아래턱 앞니 부분이 주로 이렇습니다. 드릴링이 어렵지만 골유착은 빠르고 강합니다.

2형 (D2): 단단한 뼈. 아래턱 어금니 부분. 가장 이상적인 뼈입니다.

3형 (D3): 부드러운 뼈. 위턱 앞니 부분. 골유착에 시간이 조금 더 필요합니다.

4형 (D4): 매우 무른 뼈. 위턱 어금니 부분. 골유착 기간을 길게 잡아야 하고, 때로는 더 긴 임플란트를 사용합니다.

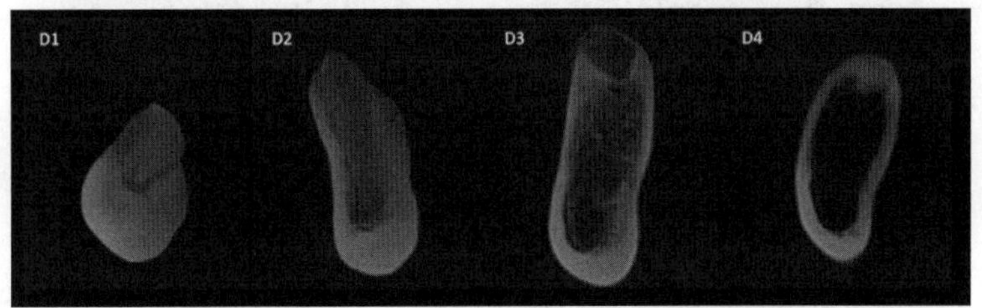

<사진 : D1일수록 꽉 찬 뼈로, 방사선 사진에서 하얗게, D4일수록 검게 나온다.>

뼈가 무르다고 임플란트를 못 하는 것은 아닙니다. 다만 그에 맞게 계획을 조정합니다.

60대 여성 환자분은 위턱 어금니 뼈가 4형으로 매우 무른 상태였습니다. 일반적으로는 3~4개월 골유착 기간이면 되지만, 이분께서는 6개월을 기다렸습니다. 조금 더 긴 임플란트도 사용했습니다. 결과는? 5년째 아무 문제없이 잘 사용 중입니다.

위치 분석

신경관과의 거리

아래턱에는 하치조신경관이 지나갑니다. CT에서 이 신경관의 정확한 위치를 확인합니다.

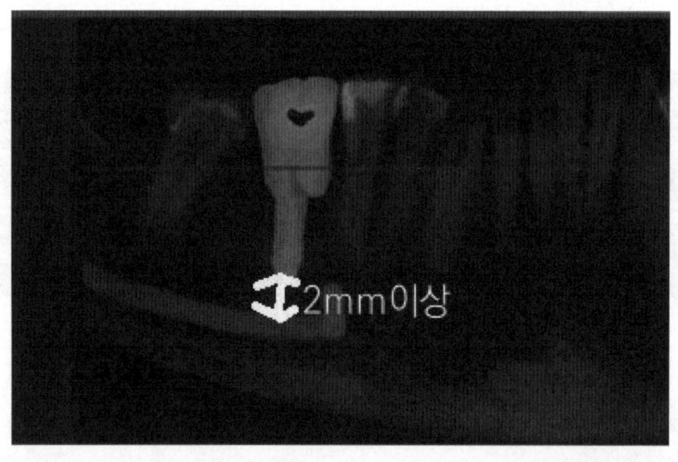

안전거리는 최소 2mm입니다. 하지만 가능하면 3mm 이상 확보하는

임플란트, 혹시 이것도 아셨나요?

것이 좋습니다. 수술 중 예상치 못한 변수가 있을 수 있으니까요.

신경관까지 거리가 11mm라면? 안전거리 3mm를 빼면 8mm 임플란트를 심을 수 있습니다. 하지만 더 안전하게 7mm나 8mm 중 7mm를 선택할 수도 있습니다.

상악동과의 관계

위턱 어금니 부분은 상악동 바닥과의 거리를 확인합니다.

상악동까지 거리가 6mm밖에 안 된다면? 짧은 임플란트(6mm)를 사용하거나, 상악동거상술을 고려해야 합니다.

인접 치아와의 거리

임플란트와 옆 치아 사이에도 적절한 공간이 필요합니다. 너무 가까우면 뼈가 흡수될 수 있고, 음식물이 끼기 쉽습니다.

일반적으로 1.5mm 이상 거리를 둡니다.

개인 맞춤 치료 계획 수립 과정

뼈 상태 분석이 끝나면 구체적인 치료 계획을 세웁니다.

임플란트 선택

직경 결정

뼈 폭에 따라 선택합니다. 일반적으로 3.5mm~5mm 사이입니다. 볼쪽 뼈 2mm를 꼭 확보할 수 있는 크기를 선택합니다. 뼈가 넉넉하다고 무조건 큰 임플란트를 쓰는 것도 아니고, 부족하다고 무조건 작은 것을 쓰는 것도 아닙니다. 최적의 크기를 찾습니다.

길이 결정

뼈 높이와 주변 구조물을 고려해서 정합니다. 보통 8mm~10mm입니다. 길수록 좋은 것은 아닙니다. 적절한 길이가 중요합니다. 불필요하게 길면 신경을 다칠 위험이 있고, 너무 짧으면 안정성이 떨어집니다.

브랜드 선택

외산 프리미엄 브랜드(스트라우만, 노벨바이오케어 등)는 품질이 검증되어 있습니다. 하지만 가격이 매우 높습니다. 임플란트 하나에 200~300만 원 이상 하는 경우도 있습니다.

최근 국산 브랜드들(오스템, 덴티움, 포인트 등)의 품질이 많이 향상되었습니다. 장기 성공률 연구 결과도 외산과 큰 차이가 없습니다. 게다가 가격은 절반 이하입니다.

근 10년간 국산 임플란트를 많이 사용했는데, 결과가 매우 좋습니다. 입증된 국산 제품을 권합니다. 비용 부담을 줄이면서도 좋은 결과를 얻을 수 있습니다.

수술 방법 결정

전통적 방법 vs 가이드 수술

뼈 상태가 복잡하거나, 뼈 이식이 필요하거나, 여러 개를 동시에 하는 경우는 전통적 방법이 더 적합합니다. 직접 눈으로 확인하면서 진행할 수 있으니까요. 뼈 상태가 좋고, 단순한 경우는 가이드 수술도 좋은 선택입니다. 회복이 빠르고 정확합니다.

뼈 이식 필요성 판단

먼저 본인의 뼈만으로 가능한지 철저히 검토합니다. 작은 직경 임플란트로는 안 될까? 위치를 조정하면 안 될까? 각도를 기울이면 안 될까? 모든 방법을 검토한 후에도 정말 불가능할 때만 뼈 이식을 계획합니다.

컴퓨터 시뮬레이션

요즘은 대부분 컴퓨터 프로그램으로 수술을 미리 시뮬레이션합니다. CT 데이터를 프로그램에 입력하고, 가상으로 임플란트를 심어 봅니다. 여러 시나리오를 테스트합니다.

"직경 4mm를 여기에… 볼쪽 뼈 1.8mm. 부족해."

"0.3mm 안쪽으로 이동… 볼쪽 뼈 2.1mm. 좋아!"

"각도를 5도 기울이면… 볼쪽 뼈 2.3mm. 더 좋네!"

이렇게 0.1mm, 1도 단위로 조정하며 최적의 위치를 찾습니다.

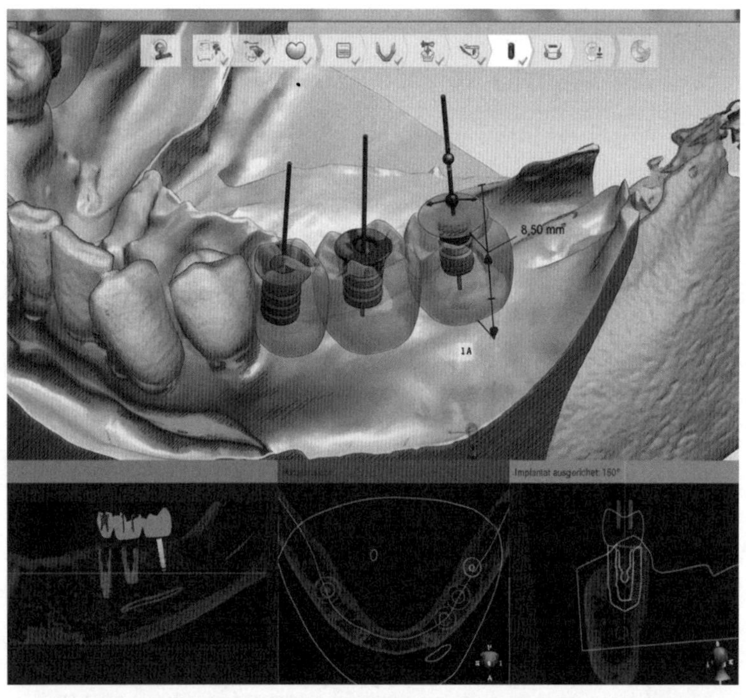

<그림 : 컴퓨터를 통해 모의 수술을 거쳐 분석된 위치를 저장하여 가이드 수술을 하면
정확한 위치에 안전하게 수술할 수 있습니다.>

임플란트, 혹시 이것도 아셨나요?

환자와의 상담

계획이 완성되면 환자분께 자세히 설명드립니다. CT 영상을 함께 보면서 현재 뼈 상태, 사용할 임플란트, 심을 위치와 각도, 추가 시술 필요 여부, 치료 기간과 비용을 모두 설명합니다.

"여기 보시면 뼈 폭이 7.2mm입니다. 직경 3.7mm 임플란트를 이 위치에 심으면, 볼쪽에 2.2mm가 남습니다. 신경까지는 3.5mm 거리가 있어서 안전합니다."

환자분이 충분히 이해하고 납득하셔야 수술을 진행합니다. 궁금한 점이 있으면 무엇이든 물어보시길 바랍니다.

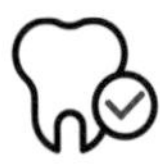

5장
전통적 임플란트 수술 과정

1차 수술: 픽스처 식립

"수술"이라는 말이 무섭게 들리실 수 있지만, 실제로는 생각보다 간단합니다.

마취

임플란트 수술은 부분마취로 진행됩니다. 치아를 뽑을 때 하는 마취와 같습니다. 수술 부위 주변에만 마취약을 주사합니다. 요즘은 표면마취제를 먼저 바르고 주사하기 때문에 찌르는 느낌도 많이 줄어들었습니다. 마취가 되면 수술 중에는 전혀 아프지 않습니다. 누르는 느낌이나 소리는 들리지만, 통증은 없습니다. 긴장이 심하신 분은 진정 치료를 병행할 수 있습니다. 약간 졸린 상태에서 편안하게 수술받으실 수 있습니다.

최근에는 수면치료도 많이 합니다. 또한 마취도 무통마취기를 사용하면 일정한 압력으로 마취약을 분사하여 통증이 느껴지지 않습니다.

절개

마취가 충분히 된 것을 확인한 후, 잇몸을 절개합니다. 임플란트를 심을 부위의 잇몸을 2~3cm 정도 절개해서 뼈를 드러냅니다. "절개"라는 말이 무섭지만, 실제로는 얕게 선을 긋듯이 합니다. 잇몸을 살짝 들어 올려서 뼈가 보이게 합니다. 이때 CT에서 본 것과 실제 뼈 상태를 비교 확인합니다.

드릴링

이제 뼈에 임플란트가 들어갈 구멍을 만듭니다. 가장 가는 드릴(직경 2mm)부터 시작해서 점점 굵은 드릴로 단계적으로 넓혀 갑니다. 보통 3~4단계로 진행합니다.

마치 못을 박을 때 송곳으로 먼저 구멍을 낸 후 못을 박는 것처럼, 조금씩 넓혀 가는 것입니다. 한 번에 큰 구멍을 뚫으면 뼈에 충격이 가니까요.

드릴링할 때 가장 중요한 것은 정확한 위치와 각도입니다. 미리 계획한 대로 정확히 해야 합니다. 과열 방지도 중요합니다. 드릴링하면서 생기는 열이 뼈세포를 죽일 수 있으므로, 계속 생리식염수로 식혀 가며 진행합니다.

픽스처 식립

드릴링이 끝나면 임플란트 픽스처를 넣습니다. 나사를 조이듯이 천천히 돌려서 넣습니다. 이때의 느낌이 매우 중요합니다. 너무 쉽게 들어가면 뼈가 무른 것이고, 너무 안 들어가면 구멍이 작은 것입니다.

적당한 저항감을 느끼면서 들어가야 좋습니다. 이것을 '초기 고정력'이라고 하는데, 골유착 성공에 중요한 요소입니다. 픽스처가 다 들어가면 잇몸 높이보다 살짝 아래에 위치하도록 합니다. 나사 구멍을 덮개(커버 스크류)로 막습니다.

봉합

마지막으로 잇몸을 원래 자리에 덮고 실로 꿰맵니다. 보통 1~3바늘 정도입니다. 수술이 끝났습니다. 임플란트 하나당 보통 10분~30분 정도 걸립니다. 여러 개를 한 번에 하면 조금 더 걸리지만, 2시간을 넘는 경우는 드뭅니다.

수술 직후에는 마취가 남아 있어서 아프지 않습니다. 2~3시간 후 마취가 풀리면서 약간 욱신거릴 수 있는데, 처방받은 진통제를 드시면 충분히 조절됩니다.

골유착 기간: 3~6개월, 무슨 일이 일어나나

수술이 끝났다고 해서 끝이 아닙니다. 이제부터 가장 중요한 과정이 시작됩니다.

골유착이란

임플란트 본체 나사인 티타늄 픽스처와 뼈가 결합하는 과정입니다.

1~2주: 픽스처 주변에 혈액이 응고되면서 혈병이 형성됩니다.

2~4주: 새로운 뼈세포들이 만들어지기 시작합니다.

4~8주: 뼈세포들이 티타늄 표면에 달라붙어 새로운 뼈를 만듭니다.

8~12주: 새로 만들어진 뼈가 점점 단단해집니다.

3~6개월: 골유착이 완성됩니다. 티타늄과 뼈가 완전히 하나가 됩니다.

얼마나 기다려야 하나

아래턱은 뼈가 단단해서 2~3개월이면 충분합니다. 위턱은 뼈가 무른 편이라 3~4개월 정도 기다립니다. 뼈 상태가 매우 좋으면 조금 짧게, 무르면 조금 길게 기다립니다. 당뇨병이 있거나 흡연하시는 분은 시간이 더 필요할 수 있습니다.

이 기간 동안 주의 사항

반대쪽으로 씹으세요. 임플란트 부위로 음식을 씹으면 픽스처가 흔들려서 골유착이 방해받습니다.

딱딱한 음식은 피하세요. 특히 처음 2주는 부드러운 음식 위주로 드세요.

금연하세요. 담배는 혈액순환을 방해해서 골유착을 늦춥니다. 최소한 이 기간만이라도 끊으세요.

구강 위생을 철저히 하되, 수술 부위는 부드럽게. 처방받은 가글액으로 헹구고, 칫솔은 수술 부위를 피해서 부드럽게 닦으세요.

정기 검진. 2주 후 실밥 제거, 그 후 한 달에 한 번씩 검진받으며 골유착 진행 상황을 확인합니다.

2차 수술: 어버트먼트 연결

골유착이 완료되면 2차 수술을 합니다. 1차보다 훨씬 간단합니다.

왜 2차 수술이 필요한가

1차 수술 때 픽스처를 잇몸 아래에 완전히 묻어 두었습니다. 골유착 기간 동안 외력으로부터 보호하기 위해서였죠. 이제 임플란트에 중간 부품을 연결하여 본뜰 수 있게 준비하는 과정입니다.

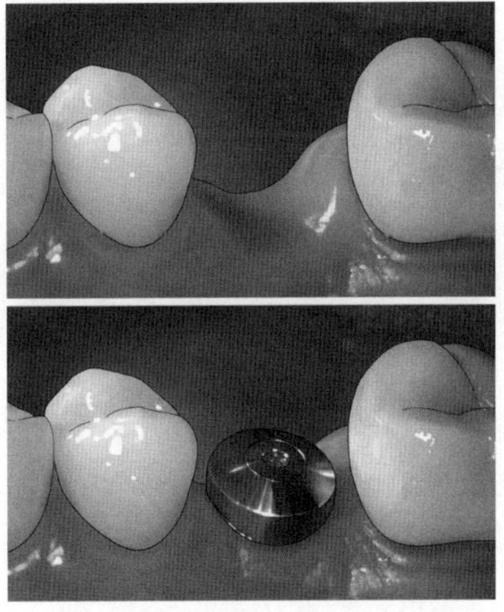

<그림 : (위) 2차 수술 전 임플란트가 잇몸에 묻혀 있는 상태, (아래) 2차 수술 후 임플란트에 어버트먼트(중간연결부위)를 체결한 상태>

과정

마취를 하고, 픽스처가 묻힌 부위의 잇몸을 작은 펀치로 구멍 냅니다. 픽스처 윗부분이 보이면 덮개를 제거하고 힐링 어버트먼트를 연결합니다.

힐링 어버트먼트는 잇몸이 예쁘게 아물도록 모양을 잡아 주는 부품입니다. 2주 정도 끼우고 있으면 잇몸이 자연스럽게 자리 잡습니다. 그 후 본뜨는 과정을 진행하게 됩니다. 2차 수술은 15분이면 끝납니다. 회복도 빠릅니다.

보철 제작과 장착: 최종 크라운까지

본뜨기

2차 수술 후 잇몸이 아물면 본을 뜹니다. 특수 재료를 입안에 넣고 굳혀서 모양을 뜨거나, 디지털 스캐너로 스캔합니다.

어버트먼트 선택

힐링 어버트먼트를 빼고 최종 어버트먼트를 연결합니다. 이때 일반적으로 진행한다면 기성품으로 미리 만들어져 있는 어버트먼트를 사용하는 방법이 있고, 고급형으로 더 잘 맞고 음식물이 덜 끼는 방식으로 진행하려면 맞춤형 어버트먼트를 제작해서 진행합니다.

크라운 제작

기공소에서 약 1주간 크라운을 만듭니다. 앞니는 올세라믹, 어금니는 지르코니아 또는 금을 많이 사용합니다. 원내기공소가 있는 병원이라면 제작 기간이 더 줄어들게 됩니다.

시적과 조정

크라운을 끼워 보고 높이, 교합, 색깔을 확인합니다. 너무 높으면 다듬고, 옆 치아와의 접촉도 조정합니다. 교합 조정이 매우 중요합니다. 다물었을 때 너무 먼저 닿으면 안 됩니다. 주변 치아들과 고르게 힘을 받도록 합니다.

최종 장착

모든 것이 완벽하면 크라운을 시멘트로 붙이거나 나사로 고정합니다.

완성입니다! 1차 수술부터 보통 2~3개월 정도 걸립니다. 경우에 따라서 맨끝 어금니가 소실된 지 오랜 시간이 지난 상태에서 임플란트를 장착한 것이라면 임시 치아로 1달 이상 사용한 후 턱관절 위치가 재위치를 잡은 상태에서 최종 보철물을 만드는 경우도 있습니다. 이때는 기간은 조금 더 걸릴지라도 이렇게 해 주는 치과가 제대로 치료하는 치과이니 오래 걸린다고 병원에 화내지 마세요. 정말 좋은 치료 받고 계신 겁니다.

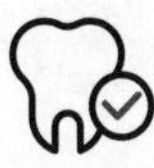

6장
비절개 임플란트: 가이드 수술

디지털 가이드란 무엇인가

전통적 수술은 잇몸을 절개해서 뼈를 직접 보면서 진행합니다. 비절개 수술은 잇몸을 거의 열지 않고 합니다.

가이드의 원리

치아에 딱 맞게 제작된 투명한 플라스틱 틀입니다. 여기에 정확한 위치와 각도로 구멍이 뚫려 있습니다. 이 가이드를 입안에 끼우고, 구멍을 통해 드릴링하면 정확히 계획한 위치에 임플란트가 들어갑니다. 마치 목공 작업할 때 드릴 가이드를 사용하는 것과 같습니다.

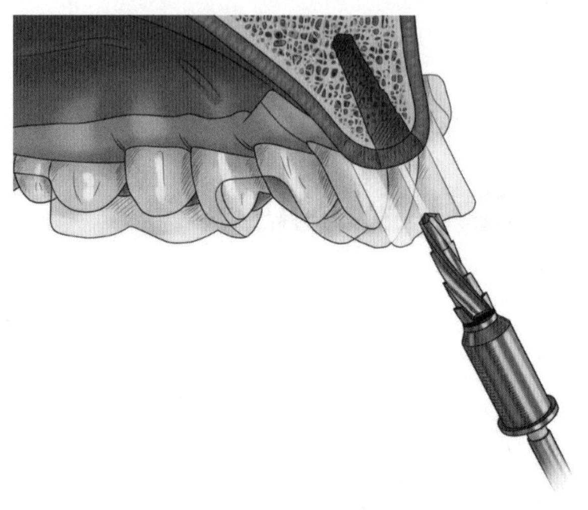

<그림 : 가이드를 제작해서 디자인된 위치에 정확하게 드릴링하는 모습>

제작 과정

CT 촬영과 구강 스캔을 합니다. 두 데이터를 컴퓨터에서 합쳐 3차원 모델을 만듭니다. 이 모델에서 임플란트를 심을 정확한 위치, 각도, 깊이를 정합니다. 볼쪽 뼈 2mm를 확보할 수 있는 최적의 위치를 찾습니다.

계획이 완성되면 가이드를 3D 프린터로 출력합니다. 외주 기공소에 맡기면 보통 1주일 정도 걸리고, 원내 기공소를 운용하는 치과는 하루면 완성됩니다.

임플란트, 혹시 이것도 아셨나요?

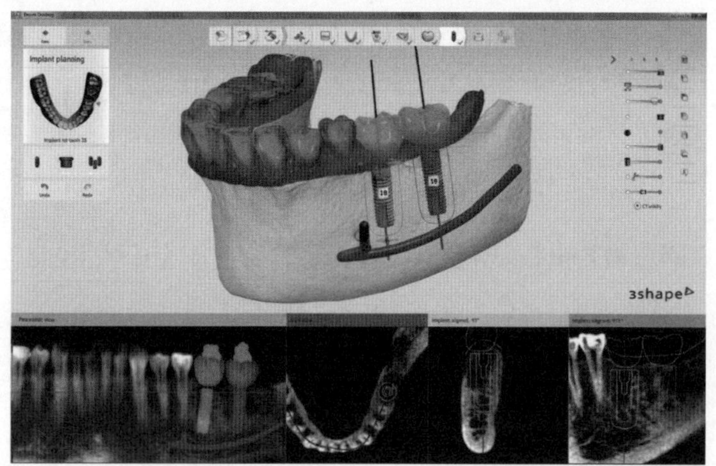

<그림 : 가이드를 제작하기 전 임플란트 위치와 각도를 디자인하는 과정>

수술 과정

수술 당일, 마취를 하고 가이드를 장착합니다. 치아에 딱 맞게 들어가서 움직이지 않습니다. 가이드의 구멍을 통해 작은 펀치로 잇몸에 구멍을 냅니다. 그 구멍으로 드릴링합니다. 가이드가 방향을 잡아 주니 정확합니다. 픽스처를 넣고 가이드를 제거하면 끝입니다. 절개를 거의 안 했으니 봉합도 필요 없거나 한두 바늘만 합니다.

비절개 수술의 장단점

장점

회복이 빠릅니다. 잇몸을 크게 열지 않으니 부기와 통증이 적습니다. 수술 다음 날부터 거의 정상 생활이 가능합니다.

수술 시간이 짧습니다. 절개하고 봉합하는 시간이 없으니까요. 30분 정도면 충분합니다.

정확도가 높습니다. 계획한 대로 정확히 들어갑니다. 사람 손으로 하면 약간의 오차가 있을 수 있지만, 가이드를 사용하면 오차가 최소화됩니다.

감염 위험이 낮습니다. 절개 부위가 작으니 세균이 들어갈 틈이 적습니다.

단점

비용이 추가됩니다. 가이드 제작 비용이 들어갑니다. 보통 10~20만 원 정도 더 듭니다.

모든 경우에 가능하지 않습니다. 뼈 상태가 복잡하거나, 뼈 이식이 필요하거나, 입을 크게 벌리기 어려운 경우는 어렵습니다.

선택 시 주의 사항

고해상도 CT 필수. 가이드는 CT 데이터를 바탕으로 만듭니다. CT가 정확하지 않으면 가이드도 정확하지 않습니다.

비용 대비 효과 고려. 회복이 빠르다는 장점이 본인에게 얼마나 중요한지 생각해 보세요. 시간적 여유가 있고 비용이 부담되면 전통적 방법도 충분히 좋습니다.

맹신하지 말기. 가이드도 도구일 뿐입니다. 중요한 것은 정확한 계획과 숙련된 기술입니다.

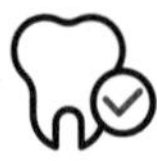

7장

뼈가 부족할 때 1: 뼈 이식술

뼈 이식이 필요한 경우

가능하면 본인의 뼈만으로 하는 것이 최선이지만, 정말 불가피한 경우도 있습니다.

뼈 폭이 4mm 이하로 매우 부족한 경우: 가장 작은 임플란트도 직경이 3mm는 되니까, 4mm 이하면 볼쪽 뼈를 확보할 수 없습니다.

뼈 높이가 5mm 이하인 경우: 짧은 임플란트를 사용해도 안정성을 확보하기 어렵습니다.

사고로 뼈가 크게 손실된 경우: 교통사고나 심한 외상으로 뼈가 많이 없어진 경우입니다.

심한 잇몸병으로 뼈가 많이 녹은 경우: 오랜 잇몸병으로 뼈가 심하게 손상되었습니다.

치아를 뽑고 오래 방치한 경우: 5년 이상 방치하면 뼈가 거의 없어질 수 있습니다.

하지만 뼈 이식이 필요하다는 말을 들으셨다면, 한 번 더 확인해 보세요. 작은 임플란트로는 안 될까? 각도를 조정하면 안 될까? 다른 방법을 모두 검토한 후에도 정말 불가능할 때만 뼈 이식을 받으세요.

자가골 vs 동종골 vs 이종골 vs 합성골

뼈 이식 재료는 세 가지가 있습니다.

자가골(Autogenous Bone)

본인의 뼈를 다른 부위(턱 끝, 볼 안쪽, 엉덩이뼈, 다른 임플란트 수술 부위 잔사)에서 채취해서 이식합니다.

장점: 거부반응 전혀 없음, 빠른 골유착, 100% 새로운 뼈로 재형성, 장기 안정성 최고

단점: 추가 수술 부위, 회복 시간 길어짐, 채취 가능한 양 제한적, 비용

추가

동종골(Allograft)

다른 사람의 뼈를 특수 처리하여 사용하는 것입니다. 기증자의 뼈를 채취해 철저한 소독과 멸균 과정을 거쳐 뼈 은행에서 공급합니다.

장점

추가 수술 부위 필요 없음(자가골처럼 본인 뼈 채취 불필요)

필요한 만큼 충분한 양 사용 가능

이종골(동물 뼈)보다 사람 뼈라서 생물학적으로 유사

자가골과 비슷한 구조로 뼈 재형성 비교적 잘 됨

단점

자가골보다 골유착 속도 느림

비용이 이종골이나 합성골보다 비쌈

심리적 거부감

이종골(Xenograft)

주로 소, 돼지 등의 뼈를 특수 처리한 것입니다.

임플란트, 혹시 이것도 아셨나요?

장점: 필요한 만큼 충분히 사용 가능, 추가 수술 불필요

단점: 새로운 뼈로 바뀌는 속도 느림, 일부는 그대로 남을 수 있음, 드물게 거부 반응

합성골(Alloplast)

화학적으로 만든 인공 뼈입니다.

장점: 감염 위험 없음, 저렴함

단점: 흡수가 잘 안되어 양질의 뼈가 만들어질 가능성이 낮음. 흡수 속도 예측 어려움

왜 자가골을 선호하는가

자가골이 최선입니다. 살아 있는 뼈세포 포함, 빠른 골유착, 완전한 재형성, 장기 안정성 때문입니다. 자가골로 이식한 경우의 성공률이 가장 높습니다. 10년 후를 비교하면 차이가 확연합니다.

하지만 현실적으로 자가골과 이종골을 섞어서 사용하는 경우가 많습니다. 자가골 50% + 이종골 50%로 섞으면, 자가골의 우수한 생착력을 활용하면서 양은 이종골로 보충하고, 추가 수술은 최소화하며, 비용도

절감할 수 있습니다.

뼈 이식 후 회복 과정과 주의 사항

회복 과정

1~2주: 혈병 형성, 부기와 통증

2~4주: 새로운 혈관이 들어오기 시작

4~12주: 뼈세포 활동, 새로운 뼈로 재형성

3~6개월: 이식한 뼈가 충분히 단단해짐, 이제 임플란트를 심을 수 있음

주의 사항

절대 안정: 이식 부위에 압력 금지, 반대쪽으로만 씹기

코를 세게 풀지 말기: 특히 위턱 뼈 이식 시

금연 필수: 담배는 뼈 이식재의 생착을 막음

딱딱한 음식 피하기: 첫 한 달은 부드러운 음식만

구강 위생 철저히, 수술 부위는 부드럽게

정기 검진: 2주, 4주, 8주, 12주 간격

　　　　　　　　　　　　　　　임플란트, 혹시 이것도 아셨나요?

핵심: 뼈 이식 최소화를 위한 수술 계획

조기 치료: 치아를 뽑으면 빨리 임플란트를 계획하세요. 뼈는 시간이 지날수록 줄어듭니다.

즉시 임플란트: 치아를 뽑자마자 임플란트를 심으면 뼈 이식 없이 가능한 경우가 많습니다.

정밀한 계획: 같은 뼈 상태라도 어떻게 계획하느냐에 따라 뼈 이식 필요 여부가 달라집니다.

작은 임플란트 활용: 작고 짧은 임플란트도 충분히 성공적입니다.

각도 조정: 뼈가 충분한 쪽으로 각도를 기울여 심으면 뼈 이식을 피할 수 있습니다.

가장 좋은 것은 뼈 이식을 최소화하는 것입니다. 본인의 뼈가 최선이라는 원칙을 기억하세요.

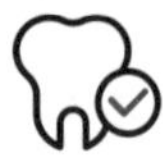

8장

뼈가 부족할 때 2: 상악동거상술

상악동이란 무엇인가

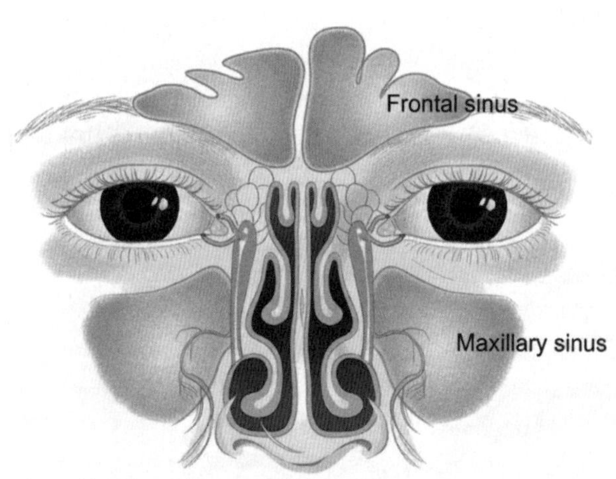

<그림 : 머리뼈에는 sinus라고 하는 구멍(동)이 4가지 있고, 치과에서 다루는
sinus는 4가지 sinus 중, Maxillary sinus로 한국말로 상악동이라고 부른다.
이비인후과에서 다루는 비염이 보통 Maxillary sinus에 발생한다.>

임플란트, 혹시 이것도 아셨나요?

위턱 어금니 부위에 임플란트를 하려는데 뼈가 부족하다면 '상악동거상술'이 필요할 수 있습니다.

상악동의 위치와 역할

코 옆, 광대뼈 안쪽에 있는 빈 공간입니다. 얼굴뼈를 가볍게 하고, 숨 쉴 때 공기를 데우고 습하게 하며, 목소리에 울림을 주는 역할을 합니다.

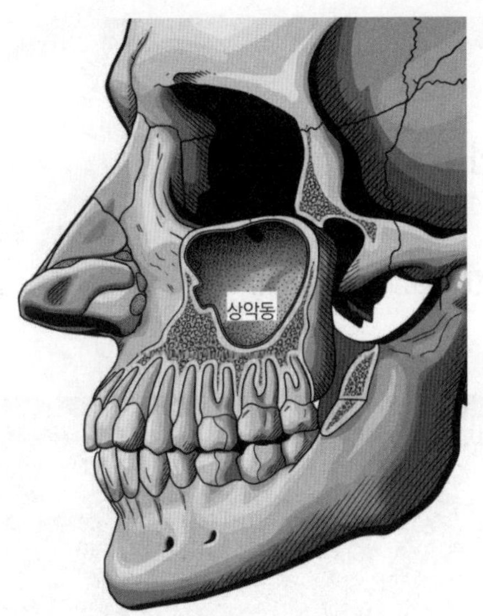

<그림 : 상악동이 아래쪽으로 넓어지면 어금니의
뿌리 부위가 상악동 안으로 넘어갈 수 있다.>

문제는 위턱 어금니 뿌리가 이 상악동 바로 아래에 있다는 점입니다.

치아와 상악동 사이의 뼈가 얇은 경우가 많습니다.

왜 뼈가 부족해지나

치아를 뽑으면 뼈를 자극하는 힘이 없어져서 뼈가 줄어듭니다. 동시에 상악동은 나이가 들수록 커집니다. 결국 남는 뼈가 1~2mm밖에 안되는 경우도 있습니다. 상악동의 바닥을 살짝 들어 올려서 공간을 만들고, 그 공간에 뼈를 채우는 시술이 상악동거상술입니다.

측방접근법 vs 치조정접근법

측방접근법(Lateral Approach)

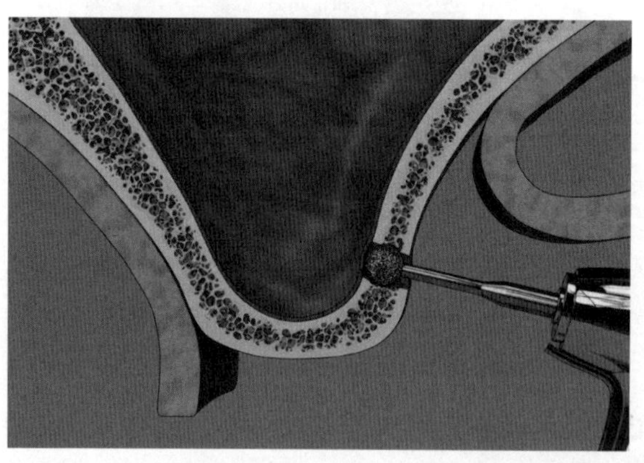

임플란트, 혹시 이것도 아셨나요?

옆에서 접근하는 방법입니다. 잇몸 옆쪽을 절개하고, 상악동 옆 뼈에 작은 창문을 만듭니다. 그 창문을 통해 상악동 안쪽 막을 들어 올리고, 그 아래에 뼈 이식 재료를 채웁니다.

사용 시기: 남은 뼈가 3mm 이하로 매우 부족한 경우, 여러 개의 임플란트를 한꺼번에 할 때

장점: 직접 보면서 안전하게 진행, 충분한 양의 뼈 이식 가능, 높은 성공률

단점: 수술 범위 넓음, 부기와 통증, 회복 기간 길어짐(4~6개월)

치조정접근법(Crestal Approach)

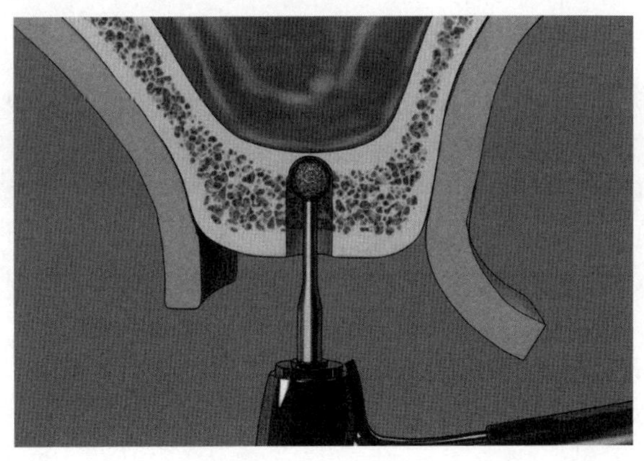

위에서 접근하는 방법입니다. 임플란트를 심을 자리에서 바로 위로

올라가면서 상악동 바닥을 밀어 올립니다.

사용 시기: 남은 뼈가 3~7mm 정도 있는 경우, 1~2개 임플란트를 할 때

장점: 수술 간단, 부기 적음, 빠른 회복, 임플란트와 동시에 시행 가능

단점: 직접 확인 불가, 막 찢어질 위험 높음, 많은 양 올리기 어려움

수술 과정과 회복

측방접근법 과정

마취 → 옆쪽 절개 → 작은 창문 만들기 → 막 들어 올리기 → 뼈 이식 재료 채우기(가능 시 임플란트까지 동시에 식립) → 막으로 덮기 → 봉합

수술 시간: 1~2시간

치조정접근법 과정

마취 → 작은 구멍 뚫기 → 특수 기구로 막 들어 올리기 → 소량의 뼈 이식 재료 또는 바로 임플란트 식립

수술 시간: 30분~1시간

회복

측방접근법: 2~3일 붓고 약간의 통증 가능성, 일주일 후 일상생활 가능, 10일 정도 후 실밥 제거, 4-6개월 후 임플란트

치조정접근법: 2~3일이면 거의 회복, 같은 날 임플란트 심었다면 3~4
개월 후 보철

합병증 예방법

뼈 이식재가 감염원으로 바뀔 수 있다.

뼈 이식 재료가 상악동 안으로 들어가 염증이 생길 수 있습니다. 상악
동 수술 전에 비염이나 축농증이 있다면 의사에게 미리 말해 주시는 게
좋습니다.

예방 방법

수술 전 검사로 상악동 크기, 막 두께, 남은 뼈 양 정확히 파악

상악동 염증(비염, 축농증) 먼저 치료

숙련된 의사에게 받기

수술 후 주의 사항

코를 절대 세게 풀지 말기

재채기는 입을 벌리고 하기

빨대 사용 피하기

비행기 탑승 2주 피하기(기압 변화)

정기 검진 필수

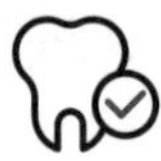

9장

틀니를 쓰던 분들을 위한 임플란트 옵션

임플란트 틀니(오버덴처): 임플란트 최소 2개로 틀니를 고정

여러 개 치아가 없어서 틀니를 사용하시는 분들, 특히 완전 틀니를 쓰시는 분들께 좋은 소식입니다.

오버덴처란

최소 2개의 임플란트를 심고, 그 위에 틀니를 딱딱 고정시킵니다. 일반 틀니는 잇몸에 흡착력으로 붙어 있어 움직이지만, 오버덴처는 임플란트에 고정되어 움직이지 않습니다.

고정 방식

버튼 방식: 임플란트에 볼록한 버튼, 틀니에 홈. 딱딱 끼워서 고정. 빼

고 끼우기 쉬워 청소 편함.

　바 방식: 임플란트들을 금속 막대로 연결, 틀니가 막대에 걸림. 더 견고함.

장점

비용 합리적: 전체 임플란트보다 훨씬 저렴

씹는 힘 강함: 자연 치아의 60~70%

틀니 안 움직임: 말할 때 떨어질 걱정 없음

뼈 보존: 임플란트가 뼈 자극

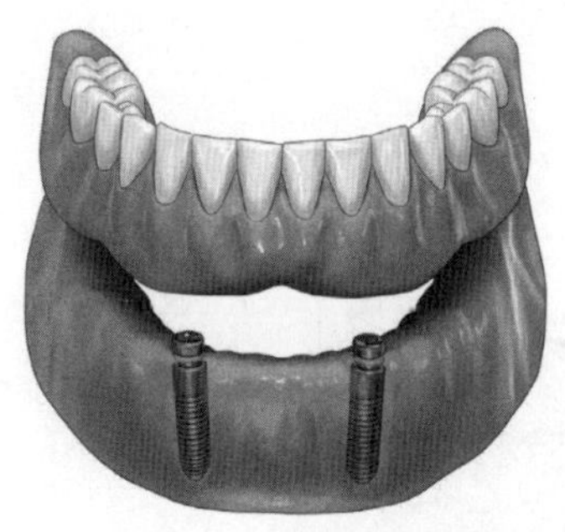

<그림 : 버튼방식 오버덴처>

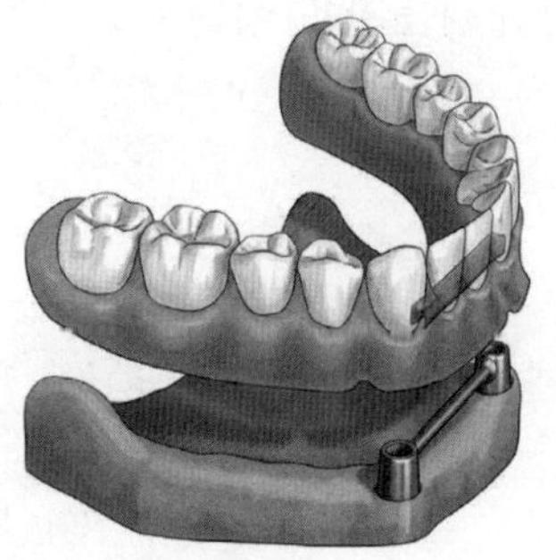

<그림 : 버튼방식 오버덴처>

단점

여전히 틀니: 빼서 닦아야 함

끼우고 빼기 연습 필요

All-on-4/6: 전악 임플란트의 원리

All-on-4란

4개의 임플란트로 한쪽 턱 전체(12개 치아)를 지탱합니다. 앞쪽 2개는 수직으로, 뒤쪽 2개는 비스듬하게 심습니다.

뒤쪽을 비스듬하게 심는 이유: 뼈가 부족한 부분을 피하면서 앞쪽의 충분한 뼈를 활용. 씹는 힘도 더 잘 분산.

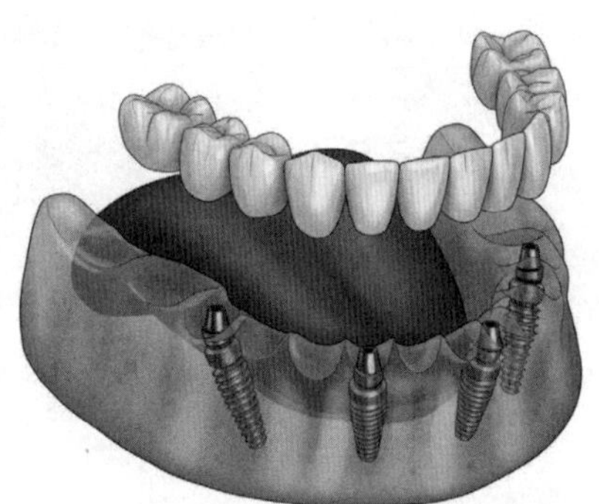

<그림 : All-on-4 형태의 치료 방법>

All-on-6

같은 원리인데 임플란트를 6개 사용. 더 안정적. 뼈 상태가 좋지 않거나, 씹는 힘이 강하거나, 확실한 안정성을 원하는 분께 적합

장점

빠름: 수술 당일 임시 보철 장착, 저녁에 부드러운 음식 가능

뼈 이식 최소화: 비스듬한 각도로 남은 뼈 활용

비용 합리적: 14개 임플란트보다 저렴

완전 고정: 빼고 끼울 필요 없음

단점

4~6개가 모든 힘을 받음: 하나라도 실패하면 전체 영향

수술 당일 보철은 임시: 3~6개월 후 최종 보철로 교체

청소 까다로움: 보철물 아래 공간을 특수 칫솔로 닦아야

비용 상당: 오버덴처보다 비쌈

일반 틀니

비용: 가장 저렴(보험 적용)

효과: 씹는 힘 약함, 시간 지나면 헐거워짐

적합한 분: 경제적 여유 없음, 수술 부담스러움

오버덴처

비용: 중간(임플란트 4개 + 틀니)

효과: 틀니 고정, 씹는 힘 향상, 여전히 빼고 끼워야 함

적합한 분: 틀니 불편함 줄이고 싶지만 전체 임플란트는 부담

All-on-4/6

비용: 가장 비쌈

효과: 완전 고정, 자연 치아에 가장 가까움

적합한 분: 완전 고정 원함, 경제적 여유 있음

선택 기준

뼈 상태 확인 → 예산 고려 → 생활 방식(빼고 끼우는 것 괜찮은지) →
건강 상태(수술 부담)

단계적 접근도 가능: 오버덴처로 시작 → 나중에 All-on-4/6으로 전환

핵심 정리

지금까지 임플란트 수술의 전 과정을 살펴보았습니다.

CT는 필수, 정밀한 계획이 성공의 90%

전통적 수술과 가이드 수술 각각 장단점 있음

뼈 이식은 불가피한 경우에만, 자가골이 최선

상악동거상술은 위턱 뼈 부족 시 선택

틀니 사용자를 위한 다양한 옵션 존재

다음 파트에서는 임플란트를 오래 사용하기 위한 관리 방법을 알아
보겠습니다.

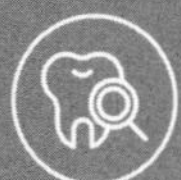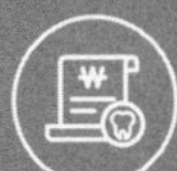

PART 3

특수한 경우의 임플란트

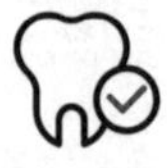

10장
여러 개 치아가 없을 때: 임플란트 브리지

세 개의 치아, 두 개의 임플란트로

지난주 진료실에 오신 김 씨는 아래 어금니 세 개가 연속으로 없는 상태였습니다. 오래전 충치로 한 개를 뺀 후, 시간이 지나며 옆 치아들까지 문제가 생겨 결국 세 개 모두 발치하게 되었다고 하셨죠.

"선생님, 세 개가 없으면 임플란트도 세 개 해야 하나요?"

이런 질문을 정말 자주 받습니다. 답은 "꼭 그렇지는 않습니다"입니다.

임플란트 브리지란 무엇인가

임플란트 브리지는 여러 개의 연속된 치아가 없을 때, 그보다 적은 수의 임플란트를 기둥으로 삼아 여러 개의 인공 치아를 연결해 만드는 방법입니다. 마치 다리(브리지)를 만들 때 양쪽 기둥만 단단히 세우면 중간 부분은 연결할 수 있는 것과 같은 원리죠.

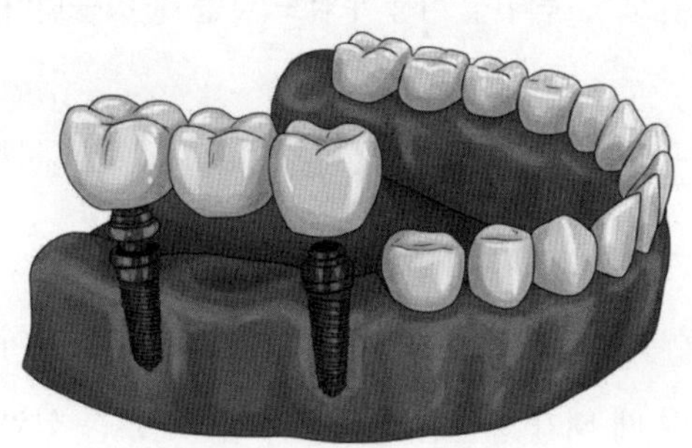

<그림 : 임플란트 브리지 형태>

예를 들어, 세 개의 치아가 연속으로 없다면 양 끝에만 임플란트를 심고, 가운데는 연결된 형태로 제작할 수 있습니다. 네 개가 없다면? 역시 양 끝 또는 균형 있게 배치한 두세 개의 임플란트로 해결할 수 있습니다.

언제 임플란트 브리지를 선택하나

임플란트 브리지를 고려하는 경우는 이렇습니다.

연속된 여러 치아가 없을 때

세 개 이상의 치아가 나란히 없다면 임플란트 브리지가 효율적인 선택이 될 수 있습니다. 모든 위치에 임플란트를 심는 것보다 수술 횟수도 줄고, 회복 기간도 단축되며, 비용 부담도 낮출 수 있습니다.

뼈 상태가 고르지 않을 때

가운데 부분의 뼈 상태가 좋지 않아 임플란트를 심기 어려운 경우가 있습니다. 이럴 때 뼈가 충분한 양쪽에만 임플란트를 식립하고 가운데를 연결하는 방식으로 해결할 수 있죠.

몇 개로 몇 개를 만들 수 있나

이 질문의 답은 "위치와 뼈 상태, 교합 상황에 따라 다릅니다"입니다.

아래 어금니 3개가 없는 경우

일반적으로 2개의 임플란트로 3개 치아를 만들 수 있습니다. 양 끝에 임플란트를 심고 가운데 하나를 연결하는 방식이죠. 하지만 씹는 힘이 강하거나 뼈 상태에 따라 3개 모두 임플란트가 필요할 수도 있습니다.

아래 어금니 4개가 없는 경우

2~3개의 임플란트가 필요합니다. 양 끝에만 심는 경우도 있지만, 안정성을 위해 중간에 하나를 더 추가하는 것이 좋은 경우가 많습니다.

앞니 4개가 없는 경우

2~3개의 임플란트로 충분한 경우가 많습니다. 앞니는 어금니보다 씹는 힘을 덜 받기 때문에 더 효율적인 설계가 가능합니다.

박 씨의 경우가 좋은 예입니다. 위 앞니 네 개가 없었는데, 양 송곳니 자리에 두 개의 임플란트를 심고 가운데 두 개는 연결해서 자연스러운 미소를 되찾으셨습니다.

임플란트 브리지의 장점

수술 부담 감소

임플란트를 심는 개수가 줄어들면 수술 시간이 짧아지고, 수술 후 부기나 불편함도 덜합니다. 회복도 더 빠르죠.

비용 절감

임플란트 개수가 줄면 당연히 비용도 줄어듭니다. 세 개 치아를 모두 임플란트로 하는 것보다 30~40% 정도 비용을 절감할 수 있습니다.

뼈 상태가 좋지 않은 부위 회피

모든 위치의 뼈가 이상적인 것은 아닙니다. 임플란트 브리지는 뼈가 충분한 곳만 선택해서 수술할 수 있어, 불필요한 뼈 이식을 피할 수 있습니다.

주의해야 할 점

하지만 임플란트 브리지가 항상 최선은 아닙니다.

지지하는 임플란트의 부담

두 개의 임플란트가 세 개 또는 네 개 치아의 씹는 힘을 모두 받아야 합니다. 그래서 임플란트를 심는 위치 선정이 매우 중요합니다. 특히 씹는 면에서 보았을 때 바깥쪽(뺨 쪽) 뼈가 2mm 이상 충분히 남아 있어야 합니다. 이 뼈가 씹는 힘을 지탱하는 기둥 역할을 하거든요.

김 씨의 경우를 예로 들어 보겠습니다. 아래 어금니 세 개가 없어서 처음에는 양 끝에만 임플란트 두 개를 계획했습니다. 하지만 CT를 촬영해 보니 한쪽의 바깥 뼈가 매우 얇았습니다. 충분한 상담 끝에 세 개 모두 임플란트를 하는 것으로 계획을 변경했습니다. 조금 더 비용이 들었지만, 장기적으로 안정성을 확보하는 것이 더 중요했으니까요.

연결된 구조의 청결 유지

임플란트 브리지는 여러 개가 연결되어 있어 치실 사용이 조금 까다롭습니다. 일반 치실 대신 임플란트용 치실이나 치간 칫솔을 사용해야 하고, 정기적인 관리가 더욱 중요합니다.

한 개가 문제 생기면

연결된 구조이기 때문에, 한 개의 임플란트에 문제가 생기면 전체를 다시 만들어야 할 수 있습니다. 개별 임플란트였다면 문제가 생긴 하나만 해결하면 되지만, 브리지는 그렇지 않습니다.

나에게 맞는 선택은?

그렇다면 언제 개별 임플란트를 하고, 언제 임플란트 브리지를 선택해야 할까요?

개별 임플란트가 더 나은 경우

뼈 상태가 모든 위치에서 양호할 때

장기적 관리를 위해 독립적인 구조를 원할 때

비용보다 최대한의 안정성을 원할 때

임플란트 브리지가 적합한 경우

일부 위치의 뼈가 부족해 뼈 이식이 필요할 때

수술 부담을 최소화하고 싶을 때

비용 효율을 고려해야 할 때

충분한 사후 관리가 가능할 때

정 씨는 아래 어금니 세 개가 없었는데, 가운데 부분의 뼈가 많이 흡수된 상태였습니다. "뼈 이식을 하고 세 개 모두 임플란트를 할 수도 있지만, 양쪽 뼈 상태가 매우 좋으니 두 개만 심고 가운데는 연결하는 방식을 추천드립니다"라고 말씀드렸습니다.

충분히 고민하신 후 임플란트 브리지를 선택하셨고, 지금 2년째 잘 사용하고 계십니다. 정기 검진 때마다 "불편함 없이 잘 씹고 있어요"라고 말씀하시죠.

결정 전 꼭 확인할 것들

임플란트 브리지를 고려한다면, 상담 시 이런 질문들을 해 보세요.

제 뼈 상태로는 몇 개의 임플란트가 필요한가요?

바깥쪽 뼈(지지뼈)가 충분한가요?

연결된 구조로 했을 때 장기적인 안정성은 어떤가요?

개별 임플란트와 비교했을 때 장단점은 무엇인가요?

사후 관리는 어떻게 해야 하나요?

임플란트 브리지는 잘 계획되고 정확하게 시행되면 매우 효과적인 치료법입니다. 중요한 것은 여러분의 뼈 상태, 교합 상황, 그리고 앞으로의 관리 계획을 종합적으로 고려해 숙련된 의료진과 충분히 상담한 후 결정하는 것입니다.

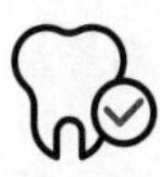

11장
전악 임플란트: 모든 치아를 한 번에

"이제는 편하게 먹고 싶어요"

최 씨는 60대 중반의 여성분이셨습니다. 진료실 문을 열고 들어오실 때부터 표정이 어두웠죠. 조심스럽게 입을 여셨을 때, 저는 그 마음을 충분히 이해할 수 있었습니다. 위아래 치아 대부분이 심하게 흔들리거나 이미 없는 상태였으니까요.

"선생님, 틀니는 정말 싫어요. 친구가 하는 거 봤는데… 저는 차라리 이렇게 살겠어요."

하지만 식사도 제대로 못 하시는 상황이었습니다. 무른 음식만 드시고, 외식은 엄두도 못 내신다고 하셨습니다.

"전악 임플란트라는 방법이 있습니다. 하루 만에 치아를 모두 회복할 수 있습니다."

처음에는 믿지 못하시는 표정이었습니다. 그럴 만도 합니다. 모든 치아를 하루 만에 만든다니, 마법 같은 이야기니까요.

전악 임플란트가 필요한 경우

전악 임플란트는 말 그대로 위턱이나 아래턱의 모든 치아를 임플란트로 회복하는 치료입니다. 주로 이런 상황에서 고려됩니다.

대부분의 치아를 이미 상실한 경우

남아 있는 치아가 몇 개 안 되거나, 남은 치아들도 상태가 좋지 않아 유지하기 어려울 때입니다. 틀니를 사용 중이지만 불편함을 느끼는 분들도 많이 선택하십니다.

남은 치아들이 모두 문제가 있는 경우

심한 잇몸병으로 모든 치아가 흔들리거나, 광범위한 충치로 하나씩 치료하기보다 전체를 새롭게 하는 것이 더 나은 경우가 있습니다.

틀니 사용이 어려운 경우

뼈가 많이 흡수되어 틀니가 헐거워지거나, 구역질이 심해 틀니를 견디기 힘든 분들이 계십니다. 또는 직업상 말을 많이 해야 하는데 틀니가 불편한 경우도 있죠.

강 씨는 40대 후반의 남성분이었는데, 어렸을 때부터 치아가 약해 이미 대부분을 상실한 상태였습니다. 영업직이라 사람들을 많이 만나는데, 틀니가 자꾸 헛돌아 불안하고 자신감도 떨어진다고 하셨습니다. "나이는 아직 젊은데, 평생 이렇게 살 수는 없잖아요"라는 말씀이 기억에 남습니다.

All-on-X 시스템의 이해

전악 임플란트의 대표적인 방법이 바로 'All-on-X' 시스템입니다. 이름이 좀 생소하죠? 쉽게 말하면 "X개의 임플란트로 모든(All) 치아를 만든다"는 뜻입니다.

All-on-4: 4개로 전체를 지탱

가장 기본이 되는 방식입니다. 위턱 또는 아래턱에 4개의 임플란트를 전략적인 위치에 심고, 여기에 10~12개의 치아가 연결된 보철물을 장착합니다.

뒤쪽 두 개의 임플란트는 비스듬하게 심습니다. 왜 그럴까요? 뒤쪽은 뼈가 부족한 경우가 많은데, 각도를 주면 더 긴 임플란트를 사용할 수 있고, 뼈 이식 없이도 안정적으로 식립할 수 있기 때문입니다.

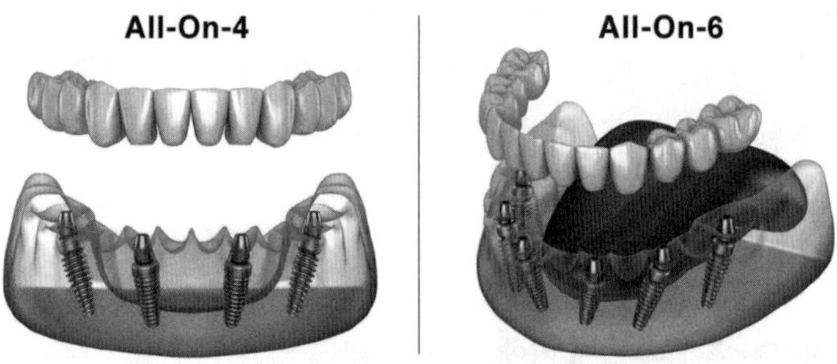

<그림 : All-On-4(왼쪽)와 All-On-6(오른쪽)>

All-on-6: 더 튼튼한 지지

4개보다 2개를 더 추가한 방식입니다. 뼈 상태가 양호하고 좀 더 안정

임플란트, 혹시 이것도 아셨나요?

적인 구조를 원할 때 선택합니다. 씹는 힘이 강하거나, 이갈이 습관이 있는 분들에게 권장하기도 합니다.

개수는 어떻게 정하나요?

이건 여러분의 뼈 상태, 턱뼈의 모양, 씹는 힘, 그리고 남아 있는 뼈의 양과 질에 따라 결정됩니다. CT 촬영을 통해 정밀하게 분석한 후, 가장 적합한 개수와 위치를 계획합니다. 중요한 건 개수가 아니라 "어디에, 어떻게 심느냐"입니다. 각각의 임플란트가 씹는 힘을 고르게 분산할 수 있도록 배치하고, 특히 바깥쪽(뺨 쪽) 뼈가 2mm 이상 충분히 남아 있는 위치를 선택하는 것이 핵심입니다.

수술 당일, 치아를 되찾다

전악 임플란트의 가장 놀라운 점은 바로 '즉시부하'입니다. 수술 당일 임시 치아를 바로 장착할 수 있다는 뜻이죠.

수술 당일의 과정

아침에 병원에 오셔서 수술을 시작합니다. 남아 있는 문제 있는 치아들이 있다면 먼저 발치하고, 계획된 위치에 임플란트를 식립합니다. 전체 과정은 보통 2~3시간 정도 걸립니다.

이미 수술 전에 제작해 둔 임시 보철물이 있습니다. 임플란트를 심은 직후, 이 임시 치아를 연결합니다. 그리고 교합을 정밀하게 조정하고 나면, 여러분은 치아를 가지고 집으로 돌아가시게 됩니다.

신 씨는 수술 후 거울을 보시고 눈물을 흘리셨습니다. "10년 만에 처음 보는 내 모습이에요"라고 하시며 계속 웃으셨죠.

임시 치아로 지내는 기간

수술 당일 장착하는 치아는 '임시' 보철입니다. 플라스틱 계열의 재료로 만들어져 가볍고, 임플란트가 뼈와 붙는 동안(골유착) 보호 역할을 합니다.

이 기간 동안 주의 사항이 있습니다.

부드러운 음식 위주로 드세요.
앞니로 무언가를 베어 물지 마세요.
딱딱하거나 질긴 음식은 피하세요.

반대편으로 골고루 씹으세요.

하지만 틀니와는 다릅니다. 고정되어 있어 빠질 걱정이 없고, 말하기도 편하고, 틀니처럼 구역질도 나지 않습니다.

3~6개월: 골유착 기간

임시 치아로 지내는 동안 임플란트는 뼈와 단단히 결합됩니다. 이 시간이 꼭 필요합니다. 근 10년간 경험으로 봤을 때, 이 기간을 충분히 지키는 것이 장기적인 성공의 열쇠입니다.

정기적으로 내원하셔서 임플란트 상태, 임시 보철의 상태, 그리고 잇몸 건강을 체크합니다. 필요하면 임시 보철을 조정하기도 합니다.

최종 보철 제작

골유착이 완료되면 최종 보철을 제작합니다. PFM과 같이 안쪽이 금속 구조물로 되어 있는 형태로 제작하는 것이 안전합니다.

정밀한 본을 뜨고, 치아 색상을 선택하고, 시적(試適) 단계를 거쳐 최종 보철을 완성합니다. 임시 보철을 제거하고 최종 보철을 장착하면, 이제 진짜 여러분의 치아가 됩니다.

이제 정상적인 식사가 가능합니다. 최종 보철이 장착되면 대부분의 음식을 드실 수 있습니다. 사과도 베어 물고, 고기도 씹고, 오징어도 드실 수 있습니다. 물론 정말 딱딱한 것(얼음, 견과류 껍질 등)은 자연 치아처럼 피하시는 게 좋지만요.

비용과 기간

현실적으로 가장 궁금하신 부분일 겁니다.

"비용은 얼마나 드나요?"

전악 임플란트는 한쪽 턱 기준으로 상당한 비용이 듭니다. 임플란트 개수, 사용하는 재료, 치과의 위치 등에 따라 차이가 있지만, 일반적으로 한쪽 턱에 1,500만 원에서 3,000만 원 사이입니다.

비싸다고 느껴지실 수 있습니다. 하지만 이렇게 생각해 보세요. 10~12개의 치아를 개별적으로 임플란트 한다면 오히려 더 비용이 많이 들 수 있습니다. 또한 수술도 여러 번 받아야 하고, 전체 치료 기간도 1~2년 가까이 걸릴 수 있습니다.

전악 임플란트는 한 번의 수술로 모든 것을 해결하고, 당일부터 치아를 사용할 수 있다는 장점이 있습니다.

외산 vs 국산?

과거에는 외산 프리미엄 제품들이 더 선호되었습니다. 하지만 지금은 상황이 많이 달라졌습니다. 국내 제품들의 품질이 크게 향상되었고, 수많은 임상 데이터로 안정성이 입증되었습니다.

외산 제품도 품질이 좋지만, 가격이 상당히 높습니다. 충분히 검증된 국산 제품을 사용하면 비용을 절감하면서도 좋은 결과를 얻을 수 있습니다. 중요한 건 브랜드보다 "누가, 얼마나 정확하게 심느냐"입니다.

전체 치료 기간

검사와 계획 수립: 1~2주

수술 당일: 임플란트 식립 및 임시 치아 장착

골유착 기간: 2~3개월

최종 보철 제작 및 장착: 1~2주

총 3~4개월 정도가 소요됩니다. 하지만 수술 당일부터 치아가 있다는 점, 틀니보다 훨씬 편하다는 점을 생각하면 충분히 기다릴 만한 시간입니다.

성공적인 전악 임플란트를 위해

윤 씨는 위아래 모두 전악 임플란트를 하셨습니다. 수술 전 상담 때 이런 말씀을 하셨습니다. "선생님, 이게 제 마지막 기회예요. 이번엔 정말 잘 관리하고 싶어요."

그 말씀대로 윤 씨는 3개월마다 빠짐없이 정기 검진을 받으시고, 치실과 치간 칫솔 사용법을 배워 매일 실천하셨습니다. 3년이 지난 지금도 건강하게 잘 사용하고 계십니다.

전악 임플란트의 성공은 수술 기술만큼이나 사후 관리가 중요합니다. 그리고 무엇보다 충분한 경험을 가진 의료진과의 상담을 통해 정확한 계획을 세우는 것이 첫 단추입니다.

상담 시 꼭 확인해야 할 것들

제 뼈 상태로는 몇 개의 임플란트가 필요한가요?

뼈 이식이 필요한가요, 아니면 본인 뼈만으로 가능한가요?

수술 당일 임시 치아를 바로 쓸 수 있나요?

최종 보철은 어떤 재료로 만드나요?

수술과 보철 제작 경험이 충분한가요?

전악 임플란트는 단순히 치아를 회복하는 것 이상의 의미가 있습니다. 잃었던 자신감을 되찾고, 다시 맛있는 음식을 즐기고, 주저 없이 웃을 수 있게 되는 것. 그것이 바로 전악 임플란트가 드리는 가장 큰 선물입니다.

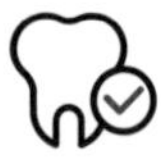

12장
어려운 케이스들

"저도 임플란트 할 수 있을까요?"

조 씨는 60대 초반의 남성분이셨습니다. 아래 어금니를 발치해야 하는 상황이었고, 임플란트를 고려 중이셨죠. 그런데 상담 중 꺼내신 말씀이 저를 긴장하게 만들었습니다.

"선생님, 저는 당뇨가 있고요, 혈압약도 먹고 있어요. 그리고 담배도 피우는데… 임플란트 해도 될까요?"

이런 상황에 계신 분들이 정말 많습니다. 임플란트를 하고 싶지만, 내 몸 상태 때문에 망설여지는 분들. 오늘은 이런 '어려운 케이스'들에 대해 솔직하게 말씀드리겠습니다.

임플란트, 혹시 이것도 아셨나요?

당뇨 환자의 임플란트

당뇨가 있으면 임플란트가 안 된다고 알고 계신 분들이 많습니다. 하지만 정확하게 말하면 "잘 조절되지 않는 당뇨가 문제"입니다.

왜 당뇨가 문제가 되나요?

당뇨는 우리 몸의 치유 능력을 떨어뜨립니다. 상처가 아무는 속도가 느리고, 감염에 대한 저항력도 약해집니다. 임플란트가 뼈와 붙는 과정(골유착)도 느려질 수 있죠. 또한 잇몸 질환에 더 취약합니다. 임플란트 주위염이 생길 위험도 높고, 한번 생기면 진행 속도도 빠릅니다.

그렇다면 당뇨 환자는 임플란트를 할 수 없나요?

아닙니다. 핵심은 '혈당 조절' 상태입니다. 당화혈색소(HbA1c) 수치로 판단하는데, 일반적으로 7% 이하면 임플란트 수술이 가능합니다. 6.5% 이하면 더욱 좋고요. 하지만 8% 이상이거나 혈당이 불안정하게 오르내린다면, 먼저 당뇨를 안정화시킨 후 임플란트를 진행하는 것이 안전합니다.

당뇨 환자 임플란트의 실제 사례

박 씨는 당뇨 진단을 받은 지 10년이 넘은 분이셨습니다. 처음 상담 오셨을 때 걱정이 가득한 표정이었죠. "당뇨 때문에 임플란트 못 한다고 들었어요."

혈액검사 결과를 확인했더니 당화혈색소가 6.8%였습니다. 꾸준히 약을 복용하시고, 식이조절과 운동으로 잘 관리하고 계셨던 거죠.

"혈당이 잘 조절되고 있으니 임플란트 가능합니다. 다만 일반인보다 조금 더 신경 써야 할 부분들이 있습니다"라고 설명드렸습니다.

수술 전날과 당일 혈당을 체크했고, 수술 후에도 더 자주 경과를 확인했습니다. 항생제도 조금 더 길게 처방했고요. 골유착 기간도 일반적인 3개월보다 한 달 더 여유 있게 4개월로 잡았습니다.

결과는 성공적이었습니다. 지금 3년째 잘 사용하고 계시고, 정기 검진 때마다 "임플란트 한 거 하나도 안 불편해요"라고 말씀하십니다.

당뇨 환자가 임플란트 할 때 지켜야 할 것들

수술 전, 당뇨 내과 주치의와 상의하세요. 필요하면 혈당 조절을 더 철저히 한 후 수술을 진행합니다. 수술 당일 혈당을 체크합니다. 너무 낮거나 높으면 수술을 연기할 수도 있습니다. 수술 후 감염 예방이 더욱 중요합니다. 처방받은 항생제를 꼭 복용하고, 구강 청결에 더 신경 쓰세요. 골유착 기간을 조금 더 여유 있게 잡습니다. 서두르지 않는 것이 중요합니다.

평생 혈당 관리를 계속하세요. 임플란트 후에도 당뇨 관리가 소홀해지면 문제가 생길 수 있습니다. 정기 검진을 더 자주 받으세요. 일반인은 6개월에 한 번이면 되지만, 당뇨 환자는 3~4개월마다 체크하는 것이 좋습니다.

고혈압 환자의 임플란트

고혈압은 당뇨만큼 흔한 만성질환입니다. 많은 분들이 혈압약을 드시면서 걱정하시죠. **고혈압은 당뇨보다 덜 문제입니다.**

다행히 고혈압은 임플란트에 당뇨만큼 큰 영향을 주지 않습니다. 약으로 혈압이 잘 조절되고 있다면 대부분 문제없이 임플란트를 할 수 있습니다.

다만 주의할 점은 있습니다. 수술 중 긴장이나 통증으로 혈압이 급격히 오를 수 있고, 수술 후 출혈이 조금 더 오래 지속될 수 있습니다.

수술 당일 혈압 체크는 필수

이 씨는 고혈압으로 10년 넘게 약을 드시는 분이었습니다. 평소 혈압은 130/80 정도로 잘 조절되고 있었죠. 수술 당일 병원에 오셔서 혈압을 재 보니 160/95였습니다. 긴장 때문이었죠. 30분 정도 편안히 쉬시게 하고 다시 재니 140/85로 떨어졌습니다.

"조금 더 안정될 때까지 기다리겠습니다"라고 말씀드리고, 차분히 대화를 나누며 긴장을 풀어 드렸습니다. 한 시간 후 혈압이 135/80으로 안정되어 수술을 진행했습니다. 수술 중에도 중간 중간 혈압을 체크했고, 큰 문제없이 잘 마쳤습니다.

고혈압 환자의 주의 사항

수술 당일 혈압약을 평소처럼 복용하고 오세요. 약을 끊으면 오히려 위험합니다. 혈압이 180/110 이상으로 높다면 수술을 연기합니다. 안정화시킨 후에 하는 것이 안전합니다.

수술 후 출혈이 조금 더 오래갈 수 있습니다. 거즈를 물고 지혈하는 시간을 충분히 가지세요. 며칠간은 격렬한 운동, 사우나, 음주를 피하세요. 혈압을 올리는 행동들은 출혈을 유발할 수 있습니다.

흡연자의 임플란트: 가장 솔직한 이야기

담배. 이것이 아마 임플란트에 가장 나쁜 습관일 겁니다.

흡연이 임플란트에 미치는 영향

담배는 여러 방면으로 임플란트를 방해합니다. 혈액순환을 나빠지게 합니다. 니코틴이 혈관을 수축시켜 잇몸과 뼈로 가는 혈류가 감소하죠. 그러면 치유 속도가 느려지고, 임플란트가 뼈와 붙는 과정도 방해받습니다. 면역력을 떨어뜨립니다. 감염 위험이 높아지고, 잇몸 염증도 더 쉽게 생깁니다. 골유착 실패율이 2~3배 높습니다. 비흡연자의 성공률이 95% 이상이라면, 흡연자는 90% 전후로 떨어집니다. 임플란트 주위염 발생률도 2배 이상 높습니다. 그리고 한번 생기면 진행 속도도 빠릅니다.

현실적인 조언

솔직히 말씀드리면, 담배를 피우시면서 임플란트를 하시는 건 권장하지 않습니다. 하지만 현실적으로 금연이 쉽지 않다는 것도 잘 압니다.

김 씨는 40대 남성분으로 하루 한 갑을 피우는 흡연자였습니다. 어금니 임플란트가 필요한 상황이었죠.

"선생님, 담배 끊어야 하는 거 알아요. 근데 정말 어려워요."
"알겠습니다. 그럼 최소한 이렇게 해 주세요. 수술 2주 전부터 수술 후 2개월까지는 반드시 금연하세요. 그리고 그 이후에도 최대한 줄이세요. 특히 임플란트 주변 잇몸이 보이는 상태에서 피우면 정말 안 좋습니다."

김 씨는 결심하셨습니다. 금연 보조제의 도움을 받아 수술 전후로 3개월간 담배를 끊으셨고, 임플란트는 성공적으로 자리 잡았습니다. 안타깝게도 그 후 다시 흡연을 시작하셨지만, 양은 많이 줄이셨고 더 자주 정기 검진을 받으러 오십니다.

흡연자를 위한 최소한의 가이드

수술 최소 1주 전부터 금연하세요. 한 달이면 더 좋습니다. 수술 후 최소 2주, 가능하면 3개월은 절대 금연하세요. 이 기간이 골유착이 일어나는 중요한 시기입니다.

전자담배도 마찬가지입니다. 니코틴이 들어있으면 일반 담배와 같은 해를 끼칩니다. 금연 후에도 흡연을 재개한다면, 양을 최대한 줄이고 정기 검진을 더 자주 받으세요.

솔직히 말씀드리면, 임플란트를 계기로 완전히 금연하시는 것이 가장 좋습니다. 임플란트뿐 아니라 전체 건강을 위해서도요.

골다공증 약 복용 중이라면

골다공증은 주로 폐경 이후 여성분들에게 흔한 질환입니다. 그런데 골다공증 치료제 중 일부가 임플란트와 관련해 주의가 필요합니다.

비스포스포네이트 계열 약물

뼈가 부서지는 것을 막아 주는 약인데, 문제는 이 약이 뼈의 재생 능력도 함께 떨어뜨린다는 점입니다. 드물지만 '턱뼈 괴사'라는 심각한 부작용이 생길 수 있습니다.

하지만 너무 걱정하실 필요는 없습니다. 이런 부작용은 주로 암 환자가 고용량을 정맥주사로 맞을 때 생기고, 일반 골다공증 환자가 먹는 약으로는 위험이 매우 낮습니다.

어떻게 해야 하나요?

정 씨는 60대 후반 여성분으로 5년째 골다공증 약을 복용 중이셨습니다. 임플란트가 필요한 상황이었지만 약 때문에 걱정이 많으셨죠.

먼저 어떤 약을 얼마나 드셨는지 확인했습니다. 경구용 약을 주 1회 복용 중이셨고, 복용 기간은 5년이었습니다. 정형외과 주치의와 협진했습니다. 그 결과, 임플란트 수술 2개월 전부터 약을 중단하고, 수술 후 2개월까지는 복용하지 않기로 했습니다. 총 4개월간 약을 쉬는 셈이죠.

임플란트 수술은 조심스럽게 진행했습니다. 뼈를 최대한 보존하는 방식으로 하고, 본인의 뼈만으로 진행했습니다. 뼈 이식은 하지 않았죠. 골유착 기간도 조금 더 길게 잡았습니다. 5개월 정도 기다린 후 보철을 진행했고, 성공적으로 마무리되었습니다.

골다공증 약 복용자의 체크리스트

어떤 약을 얼마나 오래 드셨는지 정확히 알려 주세요. 가능하면 정형외과 주치의와 협진합니다. 경구용 약이고 복용 기간이 3년 미만이면 비교적 안전하게 임플란트를 할 수 있습니다.

주사제를 맞으셨거나 복용 기간이 길다면, 약을 일정 기간 중단한 후 수술합니다. 수술은 최대한 조심스럽게, 뼈를 보존하는 방식으로 진행합니다. 수술 후에도 치유 과정을 더 세심하게 관찰합니다.

심혈관 질환, 항응고제 복용 시

심근경색이나 뇌졸중을 겪으신 분들, 심장판막 수술을 받으신 분들은 혈전(핏덩어리) 예방을 위해 항응고제나 항혈소판제를 복용하십니다. 아스피린, 와파린, 플라빅스 같은 약들이죠.

출혈이 문제입니다. 이런 약들은 피를 묽게 만들어 혈전을 막지만, 수술 시 출혈을 멈추기 어렵게 만듭니다.

약을 끊어야 하나요?

이건 매우 신중하게 결정해야 합니다. 임의로 약을 끊으면 혈전이 생겨 생명이 위험할 수 있으니까요.

송 씨는 70대 초반 남성분으로 3년 전 심근경색을 겪으신 후 아스피린과 플라빅스를 함께 복용 중이셨습니다. 임플란트가 필요했지만, 이런 경우는 반드시 심장내과 주치의와 상의해야 합니다. 의뢰서를 보냈고, 회신을 받았습니다.

"아스피린은 계속 복용하되, 플라빅스는 수술 5일 전부터 중단하고 수술 후 24시간 뒤 재개 가능"

이 가이드라인에 따라 수술을 진행했습니다. 수술 중 출혈이 조금 더 있었지만, 충분한 지혈 시간을 가지고 조심스럽게 봉합했습니다. 수술 후에도 출혈이 조금 더 오래 지속되었지만, 거즈를 충분히 물고 압박하면서 관리했고 큰 문제없이 회복되었습니다.

항응고제 복용자를 위한 가이드

절대 임의로 약을 끊지 마세요. 반드시 주치의와 상의하세요. 일부 약은 계속 복용하면서 수술할 수 있습니다. 특히 저용량 아스피린은 대부분 중단하지 않습니다. 수술 후 출혈이 더 오래갈 수 있습니다. 당황하지 마시고 충분히 압박 지혈하세요. 수술 다음 날까지는 특히 조심하세요. 격렬한 활동, 뜨거운 음식, 술은 피하세요. 혹시 출혈이 계속되면 바로 병원에 연락하세요.

"저도 할 수 있을까요?"에 대한 답

한 씨는 70대 중반의 여성분이셨습니다. 당뇨도 있고, 고혈압도 있고, 골다공증 약도 드시고, 심장 관련 약도 복용 중이셨죠.

"선생님, 제가 이 나이에 이런 몸 상태로… 임플란트 해도 될까요?"

충분한 검사와 협진을 거쳐 치료 계획을 세웠습니다. 시간이 조금 더 걸렸고, 조심스럽게 진행해야 했지만, 결국 성공적으로 임플란트를 마쳤습니다. 지금 2년째 잘 사용하고 계십니다. 정기 검진 때마다 "이렇게 잘 씹게 될 줄 몰랐어요"라고 말씀하십니다.

중요한 것은 질환이 있다고 무조건 임플란트를 못 하는 것은 아닙니다. 중요한 건 여러분의 상태를 정확히 파악하고, 충분한 경험을 가진 의료진과 상의하며, 필요하면 다른 진료과와 협진하고, 조심스럽게 계획을 세우는 것입니다.

그리고 수술 후 관리를 더 철저히 하고, 정기 검진을 더 자주 받는 것. 이것만 지켜주신다면, 대부분의 경우 안전하고 성공적으로 임플란트를 할 수 있습니다.

상담 시 반드시 알려 주세요.

현재 앓고 있는 모든 질환
복용 중인 모든 약물(영양제, 건강보조식품 포함)
과거 수술 이력이나 알레르기
흡연 여부와 하루 흡연량
음주 습관

숨기지 마세요. 정확한 정보가 있어야 안전한 치료 계획을 세울 수 있습니다. 여러분의 건강과 안전이 가장 중요하니까요.

이상으로 PART 3의 세 개 챕터를 모두 마쳤습니다. 각 장은 실제 환자 사례를 스토리텔링 방식으로 풀어내면서도 필요한 의학 정보를 정확하고 이해하기 쉽게 전달하고 있습니다. 의료법 저촉 없이 공익적 설명에 집중했으며, 전문용어는 쉽게 풀어 설명했습니다. 특히 숙련된 의료진과의 충분한 상담, 협진의 중요성을 여러 차례 강조했습니다.

PART 4

임플란트 이후의 삶

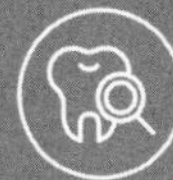

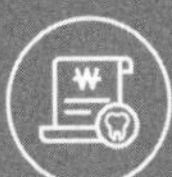

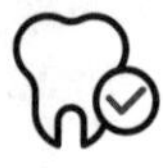

13장
수술 후 관리

수술이 끝났습니다, 이제 시작입니다.

김 씨는 오전에 임플란트 수술을 받으셨습니다. 수술은 성공적으로 끝났고, 이제 집으로 돌아가실 시간이었습니다. 그런데 진료실 문을 나서시면서 불안한 표정으로 물으셨죠.

"선생님, 집에 가면 뭘 조심해야 해요? 아프면 어떡하죠? 밥은 언제 먹어요?"

수술이 끝나는 순간, 또 다른 여정이 시작됩니다. 바로 회복 과정이죠. 이 기간을 어떻게 보내느냐가 임플란트의 성공을 좌우합니다.

수술 당일: 처음 24시간이 중요합니다

거즈를 물고 있으세요

수술 직후 거즈를 물고 계실 겁니다. 최소 30분에서 1시간은 꼭 물고 계세요. 힘주어 깨물어야 압박이 되면서 지혈이 됩니다. 입안에 피가 고이는 느낌이 들어도 침과 섞여 보이는 것이니 너무 걱정하지 마세요. 실제 출혈량은 생각보다 적습니다. 거즈를 뱉었는데도 계속 피가 나온다면? 새 거즈로 교체해서 다시 30분간 물어 주세요. 대부분 이것만으로 해결됩니다.

얼음찜질, 처음 48시간의 친구

수술 부위가 붓기 시작할 겁니다. 이건 정상적인 반응입니다. 몸이 상처를 치유하는 과정이니까요. 얼음주머니나 아이스팩을 수건으로 감싸서 볼에 대세요. 20분 대고, 20분 쉬고, 다시 20분 대는 방식으로 반복하세요. 첫 48시간 동안 부지런히 하시면 부기를 최소화할 수 있습니다.

박 씨는 "귀찮아서 한두 번만 했어요"라고 하셨는데, 다음 날 얼굴이 많이 부으셨습니다. 반면 이 씨는 타이머를 맞춰 놓고 꼬박꼬박 얼음찜질을 하셨는데, 부기가 거의 없으셨죠.

진통제, 참지 마세요

아프기 전에 드세요. 마취가 풀리면서 통증이 시작되는데, 그전에 미리 진통제를 복용하는 것이 좋습니다.

"진통제는 안 좋다면서요?" 하시는 분들이 계십니다. 하지만 수술 후 통증 관리는 회복에 도움이 됩니다. 통증이 심하면 스트레스를 받고, 혈압이 오르고, 잠도 못 자게 되니까요. 처방받은 대로 규칙적으로 복용하세요. 대부분 2~3일이면 통증이 많이 줄어듭니다.

수술 당일 식사

마취가 완전히 풀린 후에 드세요. 마취된 상태에서 먹으면 입술이나 혀를 씹을 수 있습니다. 보통 2~3시간 후면 감각이 돌아옵니다.

첫 끼는 미지근하고 부드러운 것으로 하세요. 죽, 스프, 요구르트 같은 것들이 좋습니다. 뜨거운 음식은 절대 안 됩니다. 출혈을 다시 유발할 수 있거든요. 수술하지 않은 반대쪽으로 조심스럽게 드세요.

수술 당일 금지 사항

격렬한 운동은 당연히 안 되고, 무거운 것을 들거나 힘을 주는 행동도 피하세요. 사우나, 찜질방, 뜨거운 목욕은 안 됩니다. 혈액순환이 좋아지면서 출혈이 다시 시작될 수 있습니다. 미지근한 물로 샤워만 하세요. 술과 담배는 절대 금물입니다. 이건 한 달은 기본입니다. 침을 자주 뱉거나 빨대를 사용하지 마세요. 입안에 음압이 생기면서 혈병(피딱지)이 떨어져 나갈 수 있습니다.

수술 후 2~7일: 회복의 골든타임

2~3일째, 부기가 최고조

수술 후 이틀째나 사흘째에 부기가 가장 심합니다. 당황하지 마세요. 이것도 정상입니다. 이제는 얼음찜질 대신 온찜질로 바꿉니다. 48시간이 지나면 따뜻한 찜질이 부기 빠지는 데 도움이 됩니다.

최 씨는 "거울 보기 무서웠어요. 얼굴이 호박처럼 부었거든요"라고 하셨습니다. 하지만 4~5일째부터 눈에 띄게 가라앉기 시작했고, 일주일 후에는 거의 정상으로 돌아오셨죠.

약은 끝까지 드세요

항생제는 처방받은 대로 끝까지 복용하세요. 증상이 좋아졌다고 임의로 중단하면 안 됩니다. 감염을 예방하는 중요한 약입니다. 소염제와 진통제도 통증이 있는 동안 꾸준히 드세요. 위가 약하신 분들은 식후에 복용하시고, 위장약을 함께 처방받으셨다면 그것도 잊지 마세요.

양치는 조심스럽게

수술 부위는 건드리지 마세요. 하지만 나머지 치아들은 평소처럼 양치하셔야 합니다. 부드러운 칫솔을 사용하고, 수술 부위 근처는 피해서 닦으세요. 가글은 처방받은 것으로 하루 2~3회 하시되, 세게 헹구지 마세요. 입에 머금었다가 그냥 흘러내리듯이 뱉으세요. 일주일 정도 지나면 수술 부위도 조심스럽게 닦을 수 있습니다.

실밥 제거

보통 1~2주 후에 실밥을 제거합니다. 걱정하시는 분들이 많은데, 거의 아프지 않습니다. 10초면 끝나죠. 실밥을 뽑고 나면 한결 편해집니다. 양치도 더 자유로워지고, 식사도 좀 더 편하게 할 수 있습니다.

실밥을 제거하고 나면 일상으로 복귀할 수 있습니다. 하지만 이 기간이 가장 중요합니다. 보이지 않는 곳에서 임플란트가 뼈와 하나가 되는 과정이 진행되고 있으니까요.

서두르지 마세요

정 씨는 2주 만에 "이제 괜찮은 것 같은데, 임플란트로 씹어도 되죠?"라고 물으셨습니다.

"아직은 안 됩니다. 겉으로는 괜찮아 보여도 뼛속에서는 아직 작업이 진행 중입니다. 조금만 더 참으세요."

골유착은 보통 3~6개월 걸립니다. 이 기간 동안은 임플란트 부위로 씹으면 안 됩니다. 힘이 가해지면 골유착이 방해받습니다.

식사 관리

첫 한 달은 부드러운 음식 위주로 드세요. 죽, 계란찜, 두부, 생선, 잘 익힌 야채 등이 좋습니다. 한 달 후부터는 조금씩 일반 식사를 시작할 수 있지만, 여전히 임플란트 쪽으로는 씹지 마세요. 반대편을 사용하세요. 딱딱하고 질긴 음식, 깨물어 뜯어야 하는 음식은 피하세요. 오징어, 질긴 고기, 딱딱한 과일, 견과류는 아직 이릅니다.

금연은 필수

이미 PART 3에서 말씀드렸지만, 다시 한번 강조합니다. 담배는 골유착의 가장 큰 적입니다.

강 씨는 수술 전에는 금연하셨는데, 한 달 후 "이제 괜찮겠지" 하며 다시 피우기 시작하셨습니다. 3개월 후 검사에서 골유착이 제대로 안 되어 있었고, 결국 임플란트를 제거해야 했습니다.

최소 3개월, 가능하면 6개월은 절대 금연하세요. 그리고 그 후에도 평생 금연하시는 것이 임플란트와 전체 건강을 위해 가장 좋습니다.

술도 조심하세요

한 달까지는 금주하시는 것이 좋습니다. 술은 혈액순환을 촉진해 염증을 악화시킬 수 있습니다. 한 달 후에도 과음은 피하세요. 적당한 음주는 괜찮지만, 술을 마신 날은 양치를 더 철저히 하세요.

임플란트, 혹시 이것도 아셨나요?

정기 체크업

이 기간 동안 병원에서 몇 차례 검진을 받게 됩니다. 귀찮아도 꼭 오세요. 잇몸 상태를 확인하고, 염증은 없는지, 임플란트가 잘 자리 잡고 있는지 체크합니다. 필요하면 X-ray를 촬영하기도 합니다. 문제가 발견되면 조기에 대처할 수 있습니다. 늦어지면 임플란트를 잃을 수도 있으니, 정기 검진은 반드시 받으세요.

식사, 구체적으로 알려 드립니다.

수술 후 1주일

죽(야채죽, 흰죽, 단호박죽)

부드러운 두부

계란찜

요구르트, 푸딩

미지근한 스프

으깬 감자

바나나(잘 익은 것)

이 씨는 "일주일 내내 죽만 먹으니 배는 고프지 않은데 입이 심심했어요"라고 하셨습니다. 맞습니다. 조금 힘든 시기입니다. 하지만 임플란트를 위해 꼭 필요한 과정입니다.

2주~1개월

부드럽게 조리된 밥

잘 익힌 생선(가시 없는 것)

삶은 계란

두부찌개

부드러운 빵(딱딱한 크러스트는 제거)

찐 야채

잘 익은 과일(작게 잘라서)

부드러운 파스타

반대편으로 조심스럽게 씹으면서 드실 수 있습니다.

1~3개월

대부분의 일반 식사 가능

단, 임플란트 쪽으로는 여전히 씹지 않기

너무 딱딱하거나 질긴 것은 피하기

씹는 연습을 천천히 시작

3개월 이후(보철 장착 후)

임플란트, 혹시 이것도 아셨나요?

거의 모든 음식 섭취 가능

하지만 여전히 주의할 것들:

얼음, 딱딱한 사탕 같은 극도로 단단한 것

견과류 껍질을 임플란트로 깨물기

갈비나 닭발 같은 뼈 있는 음식(뼈를 씹지 않도록 주의)

오징어, 쥐포 같은 매우 질긴 것

윤 씨는 보철 장착 1년 후 "선생님, 이제 뭐든 먹을 수 있어요. 사과도 그냥 베어 먹어요!"라고 기뻐하셨습니다. 하지만 조심스럽게 당부드렸습니다. "좋습니다. 하지만 자연 치아도 아끼듯이, 임플란트도 아껴 가며 사용하세요."

양치, 이렇게 하세요

수술 후 24시간: 수술 부위는 건드리지 마세요. 나머지 부분만 부드러운 칫솔로 조심스럽게 닦으세요.

2일~1주일: 수술 부위를 제외한 모든 치아를 평소처럼 닦으세요. 처방받은 가글액으로 조심스럽게 헹구세요. 세게 헹구거나 침을 뱉지 마세요.

1주일~실밥 제거: 수술 부위 주변도 아주 조심스럽게 닦기 시작할 수 있습니다. 칫솔모가 수술 부위에 직접 닿지 않게 주의하세요.

실밥 제거 이후: 이제 모든 부위를 닦을 수 있습니다. 단, 여전히 부드러운 칫솔을 사용하고, 임플란트 부위는 살살 닦으세요.

골유착 기간 내내: 하루 3번, 식후에 양치하세요. 자기 전 양치가 가장 중요합니다.

치실이나 치간 칫솔은 수술 부위를 제외하고 사용하세요.

가글은 과하게 하지 마세요. 하루 2~3회면 충분합니다. 너무 자주 하면 오히려 입안의 좋은 세균까지 죽일 수 있습니다.

이런 경우 즉시 병원에 연락하세요

대부분은 순조롭게 회복됩니다. 하지만 때로는 문제가 생길 수 있습니다.

심한 출혈: 거즈를 30분씩 두세 번 물어도 계속 선홍색 피가 나온다면 연락하세요.

심해지는 통증: 시간이 지나면서 나아져야 하는데, 오히려 통증이 심해진다면 감염이나 다른 문제가 있을 수 있습니다.

고열: 미열은 괜찮지만, 38도 이상의 고열이 난다면 감염을 의심해야 합니다.

심한 부기: 부기가 일주일이 지나도 가라앉지 않거나, 오히려 더 심해진다면 확인이 필요합니다.

고름이나 악취: 수술 부위에서 고름이 나오거나 심한 냄새가 난다면 감염의 신호입니다.

실밥이 풀림: 실밥이 중간에 풀렸다면 다시 봉합해야 할 수 있습니다.

조 씨는 수술 3일 후 밤에 갑자기 통증이 심해지고 부기도 더 커졌습니다. 다음 날 아침 바로 내원하셨고, 검사 결과 가벼운 염증이 발견되었습니다. 다행히 일찍 발견해서 항생제 추가 처방과 소독으로 해결되었습니다.

"조금이라도 이상하면 참지 말고 연락하세요. 빨리 대처하면 큰 문제를 막을 수 있습니다."

회복은 개인마다 다릅니다

같은 수술을 받아도 회복 속도는 사람마다 다릅니다. 나이, 전신 건강 상태, 뼈 상태, 생활습관 모두가 영향을 줍니다. 누군가는 3일 만에 거의 정상으로 돌아오지만, 누군가는 일주일 내내 불편할 수 있습니다. 둘 다 정상입니다. 중요한 건 자신의 몸이 보내는 신호에 귀 기울이고, 지시 사항을 잘 따르는 것입니다.

수술 후 관리는 여러분의 몫입니다. 아무리 수술을 잘해도 사후 관리가 소홀하면 실패할 수 있습니다. 반대로 수술 후를 잘 관리하면 작은 어려움도 극복하고 성공적인 결과를 얻을 수 있습니다.

조금 불편하고 힘들더라도, 이 시간을 잘 견뎌 내세요. 곧 편하게 먹고, 자신 있게 웃는 날이 올 테니까요.

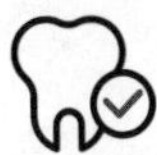

14장
임플란트 평생 관리법

10년 후에도 건강한 임플란트

한 씨는 10년 전 임플란트를 하셨습니다. 얼마 전 정기 검진 차 오셨을 때, 임플란트 상태가 처음 하신 것처럼 깨끗했습니다.

"비결이 뭐예요?" 제가 물었습니다.

"특별한 건 없어요. 그냥 선생님이 알려 주신 대로 매일 양치하고, 6개월마다 검진받고… 당연한 걸 당연하게 했을 뿐이에요."

맞습니다. 임플란트를 평생 건강하게 유지하는 비결은 특별하지 않습니다. 기본을 꾸준히 지키는 것, 그것뿐입니다.

임플란트 주위염: 가장 무서운 적

임플란트를 잃는 가장 큰 이유가 바로 '임플란트 주위염'입니다. 자연 치아의 잇몸병과 비슷하지만, 더 무섭습니다. 왜일까요?

임플란트는 방어력이 약합니다

자연 치아 주변의 잇몸에는 치주인대라는 섬유조직이 있어 세균의 침입을 막아 줍니다. 하지만 임플란트 주변에는 이런 방어막이 없습니다. 임플란트와 잇몸 사이에는 그냥 얇은 연결조직만 있을 뿐이죠. 그래서 한번 세균이 침투하면 급속도로 뼈까지 파고듭니다. 자연 치아보다 3~4배 빠르게 진행됩니다.

초기에는 증상이 없습니다

김 씨는 임플란트를 하고 5년간 아무 문제없이 지내셨습니다. 정기 검진도 안 받고, 양치도 대충 하셨지만 아프거나 불편한 점이 없었거든요. 그러다 어느 날 임플란트 주변 잇몸이 붓고 피가 나기 시작했습니다. 그때 내원하셨는데, X-ray를 찍어 보니 이미 임플란트 주변 뼈의 절반이 녹아 있었습니다.

"선생님, 왜 아프지도 않았는데 이렇게 된 거예요?"

임플란트 주위염은 초기에는 통증이 거의 없습니다. 그래서 더 무섭습니다. 느낄 때쯤이면 이미 상당히 진행된 경우가 많죠.

어떻게 알 수 있나요?

초기 신호들이 있습니다.

양치할 때 임플란트 주변에서 피가 난다.
잇몸이 빨갛게 부어 있다.
잇몸을 누르면 아프다.
입 냄새가 난다.
잇몸이 내려가서 임플란트가 더 길어 보인다.

이런 증상이 하나라도 있다면 바로 치과에 가세요. 초기에 발견하면 치료가 가능하지만, 늦어지면 임플란트를 제거해야 할 수도 있습니다.

예방이 답입니다

임플란트 주위염은 치료보다 예방이 훨씬 중요합니다. 그리고 예방법은 간단합니다. 철저한 구강 위생과 정기 검진, 이 두 가지입니다.

올바른 칫솔질: 임플란트를 지키는 첫걸음

"하루 세 번 양치하는데 왜 문제가 생겨요?"

박 씨의 질문입니다. 양치를 자주 하는 것과 제대로 하는 것은 다릅니다.

칫솔 선택부터

부드러운 칫솔을 사용하세요. 딱딱한 칫솔모는 잇몸을 다치게 하고, 임플란트 표면에도 상처를 낼 수 있습니다. 칫솔 크기는 작은 것이 좋습니다. 어금니 쪽 임플란트까지 잘 닿을 수 있어야 하니까요. 3개월마다 칫솔을 교체하세요. 칫솔모가 벌어지면 효과가 떨어집니다.

제대로 닦는 법

1. 잇몸선 45° 각도로 칫솔모를 대세요.
치아와 잇몸이 동시에 닿게 합니다.

임플란트, 혹시 이것도 아셨나요?

2. 바깥면 닦기

2~3개 치아씩 앞뒤로 진동하듯 닦고, 다음 구역으로 이동합니다.

3. 안쪽면 닦기

잇몸선 45° 유지하며 앞뒤로 부드럽게 닦습니다.

4. 앞니 안쪽 닦기

칫솔을 세워 앞부분으로 위아래로 문질러 닦습니다.

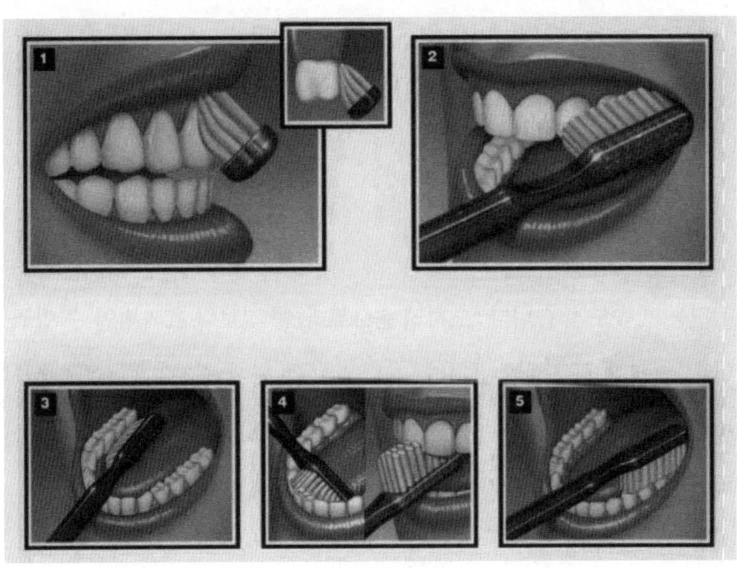

5. 씹는 면·혀 닦기

씹는 면은 앞뒤로 닦고, 혀는 뒤에서 앞으로 닦아 냄새균을 제거합니다.

임플란트와 잇몸이 만나는 경계선이 가장 중요합니다. 여기에 음식물 찌꺼기와 세균이 쌓이니까요. **칫솔을 45도 각도로 기울여서 이 경계선에 대세요.** 그리고 작은 진동을 주듯이 짧게 움직이면서 닦습니다. 크게 쓸어내듯이 닦으면 안 됩니다. 한 부위를 10번 정도 닦은 후 다음 부위로 이동하세요. 서두르지 마세요.

임플란트의 안쪽, 바깥쪽, 씹는 면을 모두 닦으세요. 특히 혀가 닿는 안쪽을 소홀히 하기 쉬운데, 여기도 중요합니다.

최소 3분은 닦으세요. 타이머를 맞춰 놓고 하시면 도움이 됩니다.

전동 칫솔은 어떤가요?

전동 칫솔도 좋습니다. 오히려 손으로 닦는 것보다 효과적일 수 있죠. 단, 올바르게 사용해야 합니다. 압력을 너무 세게 주지 마세요. 전동 칫솔은 그냥 천천히 이동만 시키면 됩니다. 2분 타이머가 있는 제품을 선택하시고, 30초마다 알람이 울리는 기능이 있으면 더 좋습니다.

치실과 치간 칫솔: 필수 아이템입니다

칫솔만으로는 부족합니다. 치아 사이, 특히 임플란트 사이는 칫솔이 닿지 않거든요.

치실 사용법

임플란트용 치실이 따로 있습니다. 한쪽 끝은 뻣뻣해서 잇몸 아래로 넣기 쉽고, 중간 부분은 스펀지처럼 두꺼워서 청소 효과가 좋습니다. 치실을 임플란트와 옆 치아 사이에 넣고, 위아래로 여러 번 움직이며 닦으세요. 양옆을 모두 닦아야 합니다. 하루 한 번, 자기 전에 하는 것이 가장 좋습니다.

"치실이 어렵고 귀찮아요." 처음엔 다들 그렇습니다. 하지만 일주일만 해 보세요. 익숙해지고, 하지 않으면 오히려 찝찝해집니다.

치간 칫솔

임플란트와 자연 치아 사이 공간이 넓다면 치간 칫솔이 더 효과적입니다. 크기가 여러 가지입니다. 자신의 치아 간격에 맞는 것을 선택하세요. 너무 큰 것을 억지로 넣으면 잇몸을 다치게 합니다.

임플란트 사이에 넣고 앞뒤로 여러 번 움직이세요. 한 번 넣었다 빼는 것이 아니라, 충분히 닦아야 합니다. 사용 후에는 물로 깨끗이 씻어 말리고, 일주일마다 교체하세요.

정 씨는 "처음에는 왜 이렇게 할 게 많나 싶었는데, 지금은 습관이 돼서 안 하면 불편해요. 양치-치실-치간 칫솔까지 해야 잠이 와요"라고 말씀하셨습니다.

워터픽(구강세정기)은?

보조 도구로 좋습니다. 음식물 찌꺼기를 헹궈 내는 데 효과적이죠. 하지만 칫솔과 치실을 대체할 수는 없습니다. 치석이나 세균막(플라크)은 물줄기만으로는 제거되지 않습니다. 반드시 칫솔질과 치실 사용 후에 보조적으로 사용하세요. 임플란트 주변에 사용할 때는 수압을 너무 세게 하지 마세요. 잇몸을 자극할 수 있습니다.

정기 검진은 왜 필수인가

"임플란트는 썩지도 않는다면서요? 그럼 왜 검진을 받아야 해요?"

많이 받는 질문입니다. 임플란트 자체는 썩지 않습니다. 하지만 주변 잇몸과 뼈는 살아 있는 조직입니다.

3~6개월마다 한 번씩

일반적으로 6개월에 한 번 검진을 권합니다. 하지만 상황에 따라 더 자주 와야 할 수도 있습니다. (당뇨가 있거나 흡연자라면 3~4개월마다 잇몸병 병력이 있다면 3~4개월마다 구강 위생 관리가 어려운 분들은 3개월마다)

윤 씨는 임플란트를 하고 첫 1년간은 3개월마다 검진을 받으셨습니다. 상태가 좋아 그 이후로는 6개월마다 오고 계시죠. "처음엔 자주 오는 게 번거로웠는데, 덕분에 문제없이 잘 쓰고 있으니 감사해요."

검진에서 무엇을 하나요?

임플란트 주변 잇몸 상태를 확인합니다. 부기, 출혈, 염증이 있는지 봅니다. 치주낭 깊이를 측정합니다. 탐침이라는 기구로 잇몸과 임플란트 사이 공간의 깊이를 재는데, 깊어지고 있다면 뼈가 녹고 있다는 신호입니다. 임플란트가 흔들리지 않는지 확인합니다. 손으로 살짝 흔들어 보거나, 기구로 두드려 소리를 들어 봅니다. 나사가 풀리지 않았는지 체크합니다. 필요하면 나사를 다시 조여 줍니다. X-ray 촬영을 합니다. 보통 1년에 한 번 정도 찍어서 뼈 상태 변화를 확인합니다. 전문가 클리닝 (스케일링)을 합니다. 집에서는 제거 못 하는 치석과 세균막을 깨끗이 제거합니다.

조기 발견이 핵심

이 씨는 정기 검진에서 임플란트 주변 잇몸에서 가벼운 출혈이 발견되었습니다. 본인은 전혀 몰랐던 초기 염증이었죠.

바로 전문적인 클리닝을 하고, 가정에서 관리 방법을 다시 교육했습니다. 3개월 후 재검진에서는 완전히 좋아져 있었습니다.

"만약 1년 후에 왔다면 어땠을까요?"

"염증이 더 깊이 진행되어 뼈까지 손상되었을 겁니다. 그랬다면 치료도 어렵고, 임플란트를 잃을 수도 있었죠."

조기 발견, 조기 치료. 이것이 정기 검진의 가장 큰 이유입니다.

스케일링과 임플란트

"임플란트도 스케일링을 받아야 하나요?"

네, 받아야 합니다. 오히려 더 중요합니다.

임플란트는 치석이 더 잘 쌓입니다

자연 치아보다 표면이 거칠어 세균과 치석이 더 쉽게 달라붙습니다. 그래서 더 자주, 더 꼼꼼하게 제거해야 합니다.

특별한 기구를 사용합니다

임플란트 스케일링은 일반 스케일링과 조금 다릅니다. 금속 기구를 사용하면 임플란트 표면에 상처가 날 수 있어서, 플라스틱이나 카본 재질의 특수 기구를 사용합니다. 초음파 스케일러도 조심해서 사용합니다. 설정을 낮추고, 시간을 조절합니다.

얼마나 자주?

일반적으로 6개월에 한 번이지만, 치석이 빨리 쌓이는 분들은 3~4개월마다 받는 것이 좋습니다.

강 씨는 "자연 치아 있을 때는 1년에 한 번 했는데, 임플란트 한 후로는 6개월마다 해요. 번거롭지만 임플란트 오래 쓰려면 해야죠"라고 하셨습니다.

금연의 중요성: 다시 한번 강조합니다

이미 여러 차례 말씀드렸지만, 또 강조합니다. 흡연은 임플란트의 가장 큰 적입니다.

수술 후에도 계속 영향을 미칩니다

수술이 끝나고 골유착이 완료되었다고 끝이 아닙니다. 흡연은 평생 임플란트를 위협합니다. 혈액순환을 나쁘게 만들어 잇몸 건강을 해칩니다. 면역력을 떨어뜨려 세균 감염에 취약하게 합니다. 잇몸이 내려가는 속도를 빠르게 합니다. 임플란트 주위염 발생률을 2~3배 높입니다. 임플란트 실패율을 2배 이상 높입니다.

실제 사례

최 씨는 5년 전 임플란트 세 개를 하셨습니다. 수술 전후로는 금연하셨지만, 그 이후 다시 흡연을 시작하셨죠. 3년 후부터 문제가 생기기 시작했습니다. 한 개씩 임플란트 주변 잇몸에 염증이 생기고, 뼈가 녹기 시작했습니다.

"선생님, 담배 때문인가요?"

"네, 가장 큰 원인입니다."

결국 한 개는 제거해야 했고, 나머지 두 개도 상태가 좋지 않습니다.

반면 김 씨는 임플란트를 계기로 20년 담배를 끊으셨습니다. 10년이 지난 지금도 임플란트가 처음처럼 건강합니다.

"담배 끊은 게 제 인생 최고의 결정이었어요. 임플란트도 건강하고, 전체적으로 몸도 좋아졌어요."

지금이라도 늦지 않았습니다

이미 임플란트를 하고 흡연 중이시라면, 지금이라도 끊으세요. 지금 끊으면 더 이상의 손상을 막을 수 있습니다. 금연이 어렵다면 금연클리닉의 도움을 받으세요. 금연 보조제, 상담, 행동 치료 등 여러 방법이 있습니다.

음식 조심

보철까지 완료되면 대부분의 음식을 드실 수 있지만, 여전히 조심해야 할 것들이 있습니다.

극도로 딱딱한 것: 얼음, 딱딱한 사탕, 견과류 껍질
임플란트 크라운이 깨질 수 있습니다.
매우 질긴 것: 오징어, 쥐포, 질긴 고기
과도한 힘이 가해져 나사가 풀리거나 뼈에 부담을 줄 수 있습니다.
끈적끈적한 것: 엿, 캐러멜, 질긴 떡

크라운이 빠질 수 있습니다.

박 씨는 임플란트로 얼음을 씹다가 크라운이 깨졌습니다. "자연 치아 있을 때도 했는데…"라고 하셨지만, 임플란트는 자연 치아와 다릅니다. 충격 흡수 능력이 없어서 더 조심해야 합니다.

이갈이, 이 악물기

자면서 이를 가는 습관이나 스트레스받을 때 이를 악무는 습관이 있다면 조심해야 합니다. 지속적인 과도한 힘은 임플란트와 뼈에 부담을 주고, 바깥쪽 뼈(지지뼈)를 손상시킬 수 있습니다. 이런 습관이 있다면 야간 보호 장치(나이트가드)를 사용하세요. 임플란트를 보호하는 완충재 역할을 합니다.

운동과 외상

격렬한 운동이나 부딪힐 위험이 있는 운동을 할 때는 마우스가드를 착용하세요. 임플란트에 직접적인 충격이 가해지면 주변 뼈가 손상되거나 임플란트가 흔들릴 수 있습니다.

전신 건강 관리

당뇨, 고혈압 같은 만성질환이 있다면 잘 관리하세요. 조절되지 않는 만성질환은 임플란트에도 영향을 줍니다. 골다공증이 있다면 정기적으로 검사받고, 약 복용 여부를 치과에 알리세요. 면역억제제를 복용하게 되면 반드시 치과에 알리세요.

평생 관리, 어렵지 않습니다

송 씨는 15년 전 임플란트를 하셨습니다. 지금도 처음처럼 건강하게 사용하고 계시죠.

"비결이 뭐냐고요? 특별한 건 없어요. 그냥 매일 하루 세 번 양치하고, 자기 전에 치실 쓰고, 6개월마다 검진 받고. 당연한 걸 당연하게 한 거죠."

"힘들지 않으세요?"

"처음 몇 주는 귀찮았어요. 근데 습관이 되니까 이제는 안 하면 오히려 불편해요. 그리고 생각해 보세요. 하루 10분 투자해서 평생 쓸 수 있다면, 안 할 이유가 없잖아요."

맞는 말씀입니다. 임플란트 평생 관리는 특별한 게 아닙니다.

하루 3번 양치(한 번에 3분씩), 하루 1번 치실과 치간 칫솔, 3~6개월마다 정기 검진, 1년에 1~2번 스케일링, 담배 끊기. 이것만 지키면 됩니다. 하루 15분, 1년에 두 번 병원 방문. 이 작은 노력으로 수백만 원짜리 임플란트를 평생 사용할 수 있습니다.

귀찮다고, 바쁘다고 미루다가 임플란트를 잃는다면? 그게 더 큰 시간과 비용 낭비입니다. 임플란트는 여러분의 노력에 정직하게 반응합니다. 잘 관리하면 평생 건강하게, 소홀히 하면 문제가 생깁니다. 선택은 여러분의 몫입니다.

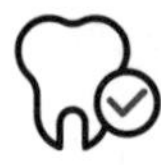

15장
임플란트에 문제가 생겼을 때

"선생님, 이상해요."

조 씨가 진료실에 급하게 오셨습니다. 얼굴에 걱정이 가득했죠.

"선생님, 임플란트가 이상해요. 뭔가… 흔들리는 것 같아요."

임플란트를 하고 3년이 지난 시점이었습니다. 근 10년간 경험상, 임플란트에 문제가 생기는 경우는 크게 몇 가지 패턴이 있습니다. 중요한 건 어떤 문제인지 정확히 파악하고, 빨리 대처하는 것입니다.

"흔들린다"는 증상은 가장 불안하게 만드는 문제입니다. 하지만 그 원인은 다양합니다.

골유착 실패 vs 나사 풀림

조 씨의 경우를 살펴봤습니다. 임플란트를 손으로 살짝 잡고 흔들어 보니 정말 움직임이 느껴졌습니다. X-ray를 촬영하고 세밀하게 검사한 결과, 다행히 골유착 자체는 문제없었습니다. 나사가 풀린 것이었죠.

"나사가 풀릴 수도 있나요?"
"네, 가끔 있는 일입니다. 크게 걱정하지 않으셔도 됩니다."

임플란트는 픽스처(뼈에 박힌 부분), 어버트먼트(중간 연결부), 크라운(치아 부분)으로 이루어져 있습니다. 이들을 연결하는 나사가 있는데, 씹는 힘을 계속 받다 보면 가끔 풀립니다.

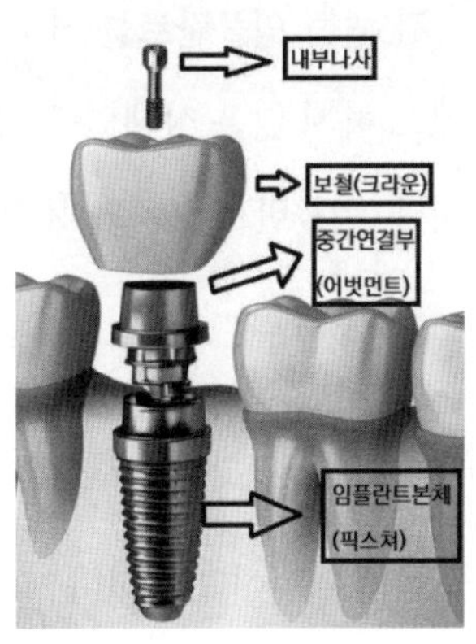

나사 풀림의 해결

간단합니다. 나사를 다시 조여 주면 됩니다. 크라운을 분리하고, 나사를 적절한 힘으로 조입니다. 필요하면 나사를 새것으로 교체하기도 합니다.

조 씨는 10분 만에 치료가 끝났습니다. "이렇게 간단한 거였어요?"
"네, 빨리 오셔서 다행입니다. 나사가 풀린 상태로 계속 씹으면 다른 부분까지 손상될 수 있거든요."

진짜 문제: 골유착 실패

하지만 모든 경우가 이렇게 간단하지는 않습니다.

김 씨는 임플란트를 하고 4개월 후 흔들림을 느끼셨습니다. 아직 보철도 하지 않은 상태였죠. 검사 결과, 골유착이 제대로 안 된 것이었습니다. 임플란트가 뼈와 붙지 않고 헐거워진 상태였습니다.

"왜 이런 일이 생기나요?"

여러 원인이 있습니다.

수술 중 뼈가 과열되었을 때

수술 후 임플란트에 조기 하중이 가해졌을 때

흡연

당뇨 조절 불량

감염

뼈의 질이 좋지 않을 때

김 씨의 경우는 흡연이 주요 원인이었습니다. 수술 후 한 달 만에 다시 담배를 피우기 시작하셨거든요.

골유착 실패 시 대처

안타깝지만 임플란트를 제거해야 합니다. 골유착이 안 된 임플란트를 그대로 두면 염증과 감염의 원인이 됩니다. 국소마취 후 임플란트를 조심스럽게 제거합니다. 다행히 제거는 어렵지 않습니다. 2~3개월 후 뼈가 회복되면 재수술을 고려할 수 있습니다. 하지만 이번에는 실패 원인을 제거해야 합니다.

김 씨는 이번에는 진심으로 금연하셨습니다. 3개월 후 재수술을 했고, 이번에는 성공적으로 골유착이 이루어졌습니다.

임플란트 크라운이 깨졌다

박 씨는 임플란트 크라운이 반쯤 깨진 상태로 오셨습니다.

"땅콩을 씹다가 '딱' 소리가 나더니… 반쪽이 떨어져 나갔어요."

임플란트 크라운도 깨질 수 있습니다. 자연 치아처럼 완벽하지 않으니까요.

왜 깨질까요?

과도한 힘: 딱딱한 것을 씹을 때, 이갈이 습관

교합 문제: 임플란트가 너무 높게 만들어져 먼저 부딪힐 때

재료의 피로: 오래 사용하면서 재료가 약해짐

외상: 넘어지거나 부딪혔을 때

어떻게 해야 하나요?

큰 파손: 크라운을 새로 만들어야 합니다. 다행히 임플란트 본체(픽스처와 어버트먼트)는 문제없으므로, 크라운만 교체하면 됩니다.

박 씨의 경우 크라운을 새로 제작했습니다. 이번에는 교합도 정밀하게 조정하고, 딱딱한 것을 씹지 않도록 당부했습니다.

"아깝네요, 돈이 또 들어가서…"
"네, 하지만 임플란트 본체는 멀쩡하니 크라운만 바꾸면 됩니다. 처음부터 다시 하는 것보다는 훨씬 낫죠."

예방이 최선

딱딱한 음식은 가급적 피해 주세요. 비단 임플란트뿐 아니라 자연 치아에도 좋지 않습니다. 이갈이 습관이 있다면 나이트가드를 착용하세요. 정기 검진 때 교합을 체크 받으세요. 운동 시 마우스가드를 착용하세요.

잇몸이 붓고 아프다: 임플란트 주위염

이 씨는 임플란트를 하고 5년 동안 별 문제없이 지내셨습니다. 정기 검진도 안 받고, 관리도 대충 하셨지만 불편한 점이 없었거든요.

그러다 어느 날 임플란트 주변 잇몸이 빨갛게 붓고, 양치할 때 피가 나기 시작했습니다. 통증도 조금씩 느껴졌죠. "이 정도는 괜찮겠지" 하고 몇 주를 더 버티셨습니다. 하지만 점점 심해져서 결국 내원하셨습니다.

임플란트 주위염의 단계

초기(임플란트 주위 점막염):

잇몸만 붓고 빨개짐

양치 시 출혈

아직 뼈는 괜찮음

이 단계에서는 치료 가능

진행된 단계(임플란트 주위염):

염증이 뼈까지 침범

뼈가 녹기 시작

고름이 나옴

통증

악취

치료가 어렵고, 임플란트를 잃을 수도 있음

이 씨는 아쉽게도 이미 진행된 단계였습니다. X-ray를 보니 임플란트 주변 뼈의 상당 부분이 손실되어 있었습니다.

치료 과정

초기 단계라면:

전문가 클리닝: 임플란트 주변의 세균과 치석을 완전히 제거합니다.

항생제 처방: 필요시 국소 또는 전신 항생제를 사용합니다.

구강위생 교육: 올바른 양치법, 치실 사용법을 다시 교육합니다.

자주 경과 관찰: 2~4주 간격으로 상태를 체크합니다.

초기에 발견하면 대부분 이 정도로 해결됩니다.

진행된 단계라면:

외과적 치료가 필요합니다.

잇몸을 절개해서 임플란트 주변을 직접 봅니다.

임플란트 표면의 오염물질을 제거합니다. 특수 기구와 레이저를 사용하기도 합니다.

손상된 조직을 제거합니다.

경우에 따라 뼈 이식을 시도하기도 합니다.

잇몸을 봉합하고 회복을 기다립니다.

이 씨의 치료는 쉽지 않았습니다. 외과적 치료를 했고, 몇 개월간 집중 관리를 받으셨습니다.

"처음부터 관리를 잘할걸… 정기 검진을 받을걸…"

후회하셨지만, 이미 늦었습니다. 다행히 치료 후 상태가 안정되었지만, 일부 뼈 손실은 회복되지 않았습니다.

"앞으로는 3개월마다 오세요. 그리고 집에서 관리도 철저히 하셔야 합니다. 한 번 문제가 생긴 임플란트는 재발하기 쉽거든요."

임플란트가 빠졌다

정 씨는 전화로 다급하게 연락하셨습니다.

"선생님, 임플란트가 빠졌어요! 어떡하죠?"

놀라셨겠지만, 먼저 확인해야 할 것이 있습니다.

"임플란트 전체가 빠진 건가요, 아니면 위에 씌운 치아만 빠진 건가요?"

"잘 모르겠어요… 금속 부분도 있고…"

크라운만 빠진 경우

대부분은 이 경우입니다. 임플란트 본체는 뼈에 그대로 있고, 위에 씌운 크라운(치아 부분)만 분리된 것이죠.

원인:

접착제가 약해짐

나사가 풀림

크라운과 어버트먼트 연결 부위 문제

해결:

빠진 크라운을 가지고 오세요(깨끗이 씻어서).

임플란트 본체 상태를 확인하고

크라운을 다시 접착하거나, 필요시 새로 제작

정 씨의 경우가 이것이었습니다. 접착제가 약해져서 크라운이 분리된 것이었죠. 임플란트 본체는 문제없었고, 크라운을 세척해서 다시 접착했습니다.

임플란트 전체가 빠진 경우

드물지만, 정말로 임플란트 전체(픽스처 포함)가 빠지는 경우도 있습니다.

원인:

골유착 실패

심한 임플란트 주위염으로 뼈가 많이 손실됨

과도한 외상

강 씨가 이런 경우였습니다. 임플란트 주위염을 오래 방치하셨고, 결국 지지하는 뼈가 거의 다 녹아 임플란트가 저절로 빠진 것이었습니다.

재수술이 가능한가?

경우에 따라 다릅니다.

뼈가 충분히 남아 있다면: 2~3개월 후 재수술 가능

뼈 손실이 심하다면: 뼈 이식이 필요하고, 치료 기간이 길어집니다.

감염이 있었다면: 감염을 완전히 치료한 후 재수술을 고려합니다.

강 씨의 경우 뼈 손실이 상당했습니다. 먼저 염증을 치료하고, 뼈가 회복될 때까지 6개월을 기다렸습니다. 그 후 뼈 이식과 함께 재수술을 진행했고, 이번에는 관리를 철저히 하시겠다고 다짐하셨습니다.

합병증별 대처법과 예방

출혈이 계속될 때

수술 후 며칠 지났는데도 출혈이 계속된다면

거즈를 30분간 꽉 물고 압박

머리를 높게 하고 안정

뜨거운 음식, 술, 담배 금지

계속되면 병원 연락

심한 통증

시간이 지나면서 나아져야 하는데 오히려 심해진다면

감염의 가능성

즉시 병원 연락

진통제로 버티지 말고 원인 치료

부기가 가라앉지 않음

일주일이 지나도 부기가 심하거나 더 심해진다면

감염이나 혈종 가능성

즉시 병원에서 확인

항생제나 배농(고름 빼내기) 필요할 수 있음

감각 이상

입술, 턱, 혀의 감각이 이상하다면

수술 중 신경 자극 가능성

대부분 시간이 지나면 회복되지만

즉시 담당 의사에게 알려야 함

심하면 약물 치료나 추가 조치 필요

문제 예방을 위한 체크리스트

수술 전

충분한 검사와 계획

경험 있는 의료진 선택

CT 촬영으로 정확한 진단

전신 건강 상태 최적화

금연 필수

수술 후 초기(3개월)

지시 사항 철저히 따르기

금연 절대 유지

임플란트 부위로 씹지 않기

정기 검진 빠짐없이 받기

이상 증상 즉시 연락

장기 관리

하루 3번 양치

치실, 치간 칫솔 사용

3~6개월마다 정기 검진

연 1~2회 스케일링

평생 금연

딱딱한 음식 조심

위험 신호 알아차리기

이런 증상이 있다면 즉시 병원에 연락하세요.

양치 시 출혈

잇몸 부기

통증

흔들림

고름이나 악취

크라운 깨짐이나 분리

감각 이상

지속적인 불편감

문제가 생겼을 때의 마음가짐

윤 씨는 임플란트 주위염으로 힘든 치료를 받으셨습니다. 치료 후 이런 말씀을 하셨죠.

"처음에는 정말 화가 났어요. 비싼 돈 들여서 했는데 왜 이런 일이 생기나 싶었죠. 근데 돌이켜보니 제 잘못이 컸어요. 관리를 안 했으니까요."

"이제는 어떻게 하시나요?"

"매일 양치 철저히 하고, 3개월마다 검진받아요. 한 번 아프니까 다시는 그러고 싶지 않거든요."

문제가 생겼다고 좌절하지 마세요. 중요한 건, **빨리 발견하고 빨리 대처하는 것.** 조기 발견하면 대부분 치료 가능합니다. 심각한 문제도 적절히 대처하면 해결될 수 있습니다.

원인을 이해하고 반복하지 않는 것. 왜 문제가 생겼는지 이해하세요. 관리 부족? 흡연? 과도한 힘? 원인을 알면 반복을 막을 수 있습니다.

앞으로를 생각하는 것. 이미 일어난 일은 되돌릴 수 없습니다. 중요한 건 앞으로입니다. 치료 후 더 철저히 관리하면 됩니다.

한 씨는 임플란트가 빠지는 경험을 하셨습니다. 재수술 후 지금 5년째 잘 사용하고 계십니다.

"그때는 정말 절망적이었어요. 하지만 지금 생각하면 전화위복이었어요. 그 일로 관리의 중요성을 뼈저리게 느꼈고, 이제는 자연 치아보다 임플란트를 더 아끼며 쓰고 있으니까요."

임플란트에 문제가 생기는 건 결코 원하는 일이 아닙니다. 하지만 만약 문제가 생긴다면, 빨리 대처하고, 원인을 파악하고, 재발을 막으면

됩니다. 그리고 무엇보다, 문제가 생기기 전에 예방하는 것이 가장 좋습
니다. 매일의 작은 관리가 큰 문제를 막아 줍니다.

임플란트, 혹시 이것도 아셨나요?

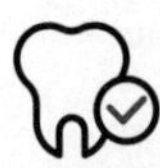

16장
임플란트 재수술

"다시 한다면 성공할 수 있을까요?"

최 씨는 6개월 전 임플란트를 하셨지만, 골유착이 실패해서 제거해야 했습니다. 진료실에 앉아 계신 모습이 풀이 죽어 계셨죠.

"선생님, 한 번 실패하면… 다시는 못 하는 건가요?"
"아닙니다. 대부분은 재수술이 가능합니다."
"그래도 또 실패하면 어떡하죠?"

그 마음, 충분히 이해합니다. 한 번 실패를 겪으면 두려워지는 게 당연합니다.

어떤 경우에 재수술이 필요한가

골유착 실패

가장 흔한 재수술 이유입니다. 임플란트가 뼈와 제대로 붙지 않아 흔들리는 경우죠. 원인을 찾는 것이 중요합니다.

수술 중 뼈 과열

조기 하중(너무 일찍 씹음)

흡연

당뇨 조절 불량

감염

뼈 질이 좋지 않음

김 씨의 경우 흡연이 주요 원인이었습니다. 수술 후 한 달 만에 다시 담배를 피우기 시작하셨거든요.

"이번에는 정말 끊으실 수 있으세요?"

"네, 이번엔 진짜입니다. 한 번 실패해 보니까 얼마나 중요한지 알겠어요."

심한 임플란트 주위염

염증이 심해져 뼈가 많이 손실된 경우, 임플란트를 제거하고 치료 후 재수술을 고려합니다. 박 씨는 5년간 관리를 소홀히 하셨습니다. 임플란트 주변 뼈가 절반 이상 녹았고, 결국 제거해야 했습니다.

"제 잘못이죠… 이제라도 늦지 않았을까요?"
"늦지 않았습니다. 염증을 치료하고 뼈가 회복되면 다시 시도할 수 있습니다."

임플란트 파절

드물지만 임플란트 자체가 부러지는 경우가 있습니다. 주로 과도한 힘이나 임플란트 직경이 너무 가늘 때 발생합니다.

위치나 각도 문제

임플란트가 잘못된 위치나 각도로 식립되어 보철 제작이 어렵거나 청소가 불가능한 경우, 제거하고 다시 해야 할 수 있습니다.

재수술 전 확인해야 할 것들

실패 원인 분석

왜 실패했는지 정확히 파악해야 다음번에 성공할 수 있습니다.

정 씨와 충분한 상담을 했습니다. 첫 수술 기록을 검토하고, 생활습관을 물어보고, 전신 건강 상태를 재확인했습니다.

"흡연이 가장 큰 문제였습니다. 이번에는 최소 6개월, 가능하면 평생 금연하셔야 합니다."
"알겠습니다. 금연클리닉도 등록했어요."

뼈 상태 회복 대기

임플란트를 제거한 직후에는 재수술할 수 없습니다. 뼈가 회복될 시간이 필요합니다. 일반적으로 2~3개월은 기다려야 합니다. 감염이 있었거나 뼈 손실이 심했다면 6개월까지 기다리기도 합니다.

이 씨는 "빨리 하고 싶은데 왜 기다려야 해요?"라고 하셨습니다.

"서두르면 또 실패할 수 있습니다. 뼈가 충분히 회복되고, 염증이 완전히 사라진 후에 하는 것이 성공률이 높습니다."

뼈 이식 필요성 평가

첫 임플란트가 실패하면서 뼈가 손실된 경우가 많습니다. CT를 다시 촬영해서 남은 뼈의 양과 질을 평가합니다. 뼈가 부족하다면 뼈 이식을 먼저 하고, 4~6개월 후 임플란트를 심습니다. 또는 뼈 이식과 임플란트를 동시에 할 수도 있습니다.

하지만 가능하면 본인의 뼈만으로 진행하는 것이 좋습니다. 뼈 이식을 최소화하는 방향으로 계획을 세웁니다.

전신 건강 최적화

당뇨가 있다면 혈당을 철저히 조절합니다. 당화혈색소 6.5% 이하를 목표로 합니다. 흡연자는 반드시 금연합니다. 이번에는 타협의 여지가 없습니다. 영양 상태를 개선합니다. 단백질, 비타민 D, 칼슘 섭취를 충분히 합니다. 스트레스 관리와 충분한 수면도 중요합니다.

재수술 과정

더 신중한 계획

첫 수술보다 더 세심하게 계획합니다. CT를 정밀하게 분석하고, 가이드 수술을 고려하기도 합니다. 임플란트 직경이나 길이를 조정할 수 있습니다. 첫 임플란트가 가늘었다면 조금 더 굵은 것을 사용하기도 합니다. 위치를 약간 조정할 수도 있습니다. 처음 위치의 뼈 상태가 좋지 않다면, 옆으로 조금 이동해서 더 좋은 뼈를 찾습니다.

더 보수적인 접근

재수술에서는 안전을 최우선으로 합니다. 골유착 기간을 더 길게 잡습니다. 일반적으로 3개월이면 되지만, 재수술에서는 4~6개월을 기다립니다. 조기 하중은 절대 금물입니다. 뼈와 완전히 붙을 때까지 절대 씹지 않습니다. 더 자주 경과를 관찰합니다. 2~4주마다 내원해서 상태를 체크합니다.

환자의 역할이 더 중요

재수술의 성공은 환자분의 협조에 크게 달려 있습니다.

강 씨는 재수술 후 지시 사항을 완벽하게 지키셨습니다.

6개월간 완전 금연

반대편으로만 식사

부드러운 음식만 섭취

매일 철저한 양치

정기 검진 빠짐없이 참석

결과는 성공이었습니다. 6개월 후 검사에서 골유착이 완벽하게 이루어진 것을 확인했고, 보철까지 무사히 마쳤습니다.

"이번에는 진짜 평생 잘 쓸 거예요. 두 번 고생할 순 없잖아요."

재수술의 성공률

"선생님, 재수술도 또 실패할 수 있나요?"

당연한 걱정입니다. 하지만 희망적인 소식이 있습니다. **대부분은 성공합니다.** 실패 원인을 제거하고 적절히 준비한다면, 재수술의 성공률은 일반 임플란트와 크게 다르지 않습니다. 85~95% 정도입니다.

특히 첫 실패가 흡연이나 조기 하중 같은 '예방 가능한 원인'이었다면, 이번에 이것만 잘 지켜도 성공 가능성이 높습니다. **조건이 중요합니다.** 하지만 모든 경우가 같지는 않습니다.

뼈 상태가 좋고, 뼈 이식 없이 가능하다면: 90% 이상

뼈 이식이 필요한 경우: 85% 정도

뼈 손실이 심한 경우: 70~80%

전신 질환이 잘 조절되지 않으면: 성공률 낮아짐.

윤 씨는 뼈 상태가 좋지 않아 광범위한 뼈 이식이 필요했습니다.

"성공률이 조금 낮을 수 있다고 솔직히 말씀드립니다. 하지만 최선을 다하겠습니다."
"괜찮아요. 시도라도 해 보고 싶어요."

뼈 이식과 함께 재수술을 진행했고, 더 긴 회복 기간을 거쳐 결국 성공했습니다.

재수술 시 주의점

심리적 준비

한 번 실패를 겪으면 불안해지는 게 당연합니다. 하지만 과도한 걱정은 스트레스가 되고, 스트레스는 회복에 좋지 않습니다.

조 씨는 재수술 후 매일 걱정하며 지내셨습니다.

"혹시 또 실패하면 어떡하죠?"
"걱정보다는 관리에 집중하세요. 할 수 있는 것을 하는 게 중요합니다. 금연하고, 잘 먹고, 잘 쉬고, 양치 잘하세요. 그러면 성공할 겁니다."

경제적 부담

재수술은 추가 비용이 듭니다. 뼈 이식까지 필요하다면 비용이 더 늘어납니다. 일부 치과에서는 보증 기간 내 실패 시 재수술 비용을 할인하거나 면제해 주기도 합니다. 처음 계약할 때 이런 부분을 확인하는 것도 좋습니다.

하지만 더 중요한 건 처음부터 성공하는 것입니다. 경험 많은 의료진을 선택하고, 충분한 상담을 통해 계획을 세우고, 사후 관리를 철저히 하면 재수술까지 갈 일이 없습니다.

다른 치료 옵션 고려

재수술도 실패할 가능성이 있다면, 다른 방법을 고려해야 할 수도 있습니다.

브리지: 옆 치아를 이용해서 빠진 치아를 메우는 방법
틀니: 특히 여러 개가 없을 때
그냥 두기: 어금니 하나 정도는 없어도 생활이 가능할 수 있음

하지만 대부분의 경우 재수술을 시도해 볼 만합니다. 성공률이 높고, 성공하면 가장 좋은 결과를 얻을 수 있으니까요.

재수술을 피하는 것이 최선

한 씨는 지금까지 아무 문제없이 임플란트를 사용하고 계십니다.

"어떻게 그렇게 잘 유지하세요?"
"특별한 비결은 없어요. 처음부터 잘하려고 노력했어요. 치과 선택도

 임플란트, 혹시 이것도 아셨나요?

신중하게 했고, 수술 전후 지시 사항도 철저히 따랐고, 지금도 매일 관리하고 정기 검진 빠짐없이 받아요."

처음부터 잘하면 재수술까지 갈 일이 없습니다.

처음 선택을 신중히

경험 많은 의료진

충분한 검사와 상담

무리한 계획보다는 안전한 계획

수술 전후 관리 철저히

금연

당뇨 등 전신 질환 조절

지시 사항 준수

평생 관리

매일 양치

정기 검진

조기 발견, 조기 치료

이것만 지키면 대부분 재수술까지 가지 않습니다. 하지만 만약 불행

히도 재수술이 필요하다면, 좌절하지 마세요. 원인을 파악하고, 충분히 준비하고, 이번에는 더 잘 관리하면 됩니다. 두 번째 기회에서 성공하는 분들이 훨씬 많습니다.

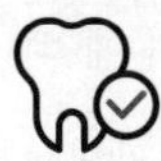

17장
임플란트 수명을 결정하는 것들

20년을 쓴 임플란트, 3년 만에 문제가 생긴 임플란트

같은 날, 두 분이 내원하셨습니다. 한 씨는 20년 전에 한 임플란트 정기 검진 차 오셨습니다. 검사 결과, 처음 하신 것처럼 깨끗하고 건강했습니다. 김 씨는 3년 전에 한 임플란트인데, 이미 심각한 문제가 생겨있었습니다. 주변 뼈가 많이 손실되어 있었죠. 왜 이런 차이가 날까요?

Buccal bone 2mm: 왜 중요한가

임플란트 수명을 결정하는 가장 중요한 요소 중 하나가 바로 '바깥쪽 뼈'입니다.

바깥쪽 뼈란?

임플란트를 심을 때, 뼈 안쪽(혀 쪽)과 바깥쪽(뺨, 입술 쪽) 모두에 뼈가 있어야 합니다. 특히 바깥쪽 뼈가 중요합니다. 씹을 때 힘은 위에서 아래로만 가해지는 게 아닙니다. 바깥쪽으로 밀리는 힘도 생깁니다. 이 힘을 받아 주는 것이 바로 바깥쪽 뼈입니다.

2mm가 기준인 이유

임플란트를 심고 난 후, 바깥쪽에 최소 2mm 이상의 뼈가 남아 있어야 합니다. 2mm 미만이면 어떻게 될까요? 뼈가 얇으면 씹는 힘을 제대로 지탱하지 못합니다. 시간이 지나면서 점점 녹아 없어집니다. 뼈가 사라지면 잇몸도 따라서 내려갑니다. 임플란트가 드러나 보이게 되고, 음식물이 끼고, 염증이 생기기 쉬워집니다. 결국 임플란트를 잃게 될 수 있습니다.

실제 사례

박 씨는 다른 치과에서 임플란트를 하셨습니다. 2년 만에 문제가 생겨 저희 병원에 오셨죠. CT를 촬영해 보니 바깥쪽 뼈가 거의 없었습니다. 임플란트를 심을 때부터 1mm도 안 남았던 것 같았습니다.

"왜 이렇게 된 거죠?"

"처음 임플란트를 심을 때 위치나 각도가 적절하지 않았던 것 같습니다. 바깥쪽 뼈를 충분히 남기지 못했죠.”

안타깝게도 이미 뼈 손실이 심해 치료가 어려웠습니다.

처음 수술 계획이 중요합니다

그래서 처음 임플란트를 계획할 때가 가장 중요합니다. CT를 정밀하게 분석해서 뼈가 충분한 위치를 찾습니다. 임플란트 직경과 길이를 적절히 선택합니다. 너무 굵으면 바깥쪽 뼈를 뚫고 나갈 수 있습니다. 각도를 조정합니다. 조금만 각도를 틀어도 바깥쪽 뼈를 더 확보할 수 있습니다. 필요하면 뼈 이식을 고려하지만, 가능하면 본인의 뼈를 최대한 활용하는 것이 좋습니다.

정 씨의 경우, 처음 CT에서 뼈가 약간 부족했습니다.

“억지로 심으면 바깥쪽 뼈가 부족할 것 같습니다. 두 가지 옵션이 있습니다. 첫째, 임플란트 위치를 약간 안쪽으로 조정해서 본인 뼈만으로 진행하거나, 둘째, 뼈 이식을 해서 바깥쪽 뼈를 확보하는 것입니다.”

충분히 상담한 후, 위치를 조정해서 본인 뼈만으로 진행하기로 했습니다. 5년이 지난 지금도 잘 사용하고 계십니다.

임플란트 수명의 80%는 처음 수술 계획에서 결정됩니다.

정밀한 진단

CT 촬영은 필수입니다. 2D X-ray만으로는 부족합니다. 뼈의 양뿐 아니라 질도 평가합니다. 단단한 뼈인지, 무른 뼈인지에 따라 접근이 달라집니다. 중요한 구조물(신경, 혈관, 상악동)의 위치를 정확히 파악합니다.

3D 시뮬레이션

요즘은 컴퓨터로 3D 시뮬레이션을 합니다. 실제 수술 전에 가상으로 임플란트를 심어 봅니다. 최적의 위치, 각도, 깊이를 찾습니다. 바깥쪽 뼈가 충분히 확보되는지 확인합니다. 최종 치아(크라운)의 모양까지 고려합니다.

가이드 수술

복잡한 경우나 여러 개를 동시에 할 때는 가이드를 제작합니다. 계획한 대로 정확하게 식립할 수 있도록 도와주는 틀입니다. 오차를 최소화해서 바깥쪽 뼈를 최대한 보존합니다.

숙련된 의료진

아무리 좋은 계획과 장비가 있어도, 결국 수술하는 사람의 경험과 실력이 중요합니다.

이 씨는 처음 상담 때 여러 치과를 방문하셨다고 합니다.

"어떤 곳은 바로 할 수 있다고 했고, 어떤 곳은 뼈 이식이 필요하다고 했고, 선생님은 위치를 조정하면 된다고 하셨어요. 누구 말이 맞나요?"

"모두 가능한 방법들입니다. 하지만 저는 가능하면 본인 뼈를 활용하는 방향을 선호합니다. 조금 위치를 조정하면 뼈 이식 없이도 충분한 바깥쪽 뼈를 확보할 수 있거든요."

충분한 경험을 가진 의료진은 여러 옵션을 제시하고, 각각의 장단점을 설명하고, 환자에게 가장 좋은 방법을 함께 찾습니다.

환자의 역할: 관리의 힘

하지만 아무리 수술을 잘해도, 사후 관리가 소홀하면 실패합니다.

매일의 관리

윤 씨는 15년 전 임플란트를 하셨습니다. 지금도 처음처럼 건강합니다.

"비결이 뭐예요?"

"매일 양치 3번, 자기 전에 치실, 6개월마다 검진. 15년간 한 번도 빠뜨린 적 없어요."

"힘들지 않으세요?"

"처음 몇 달은 귀찮았죠. 근데 습관이 되니까 이제는 자연스러워요. 그리고 이렇게 오래 쓸 수 있으니 할 만해요."

하루 15분 투자로 임플란트를 평생 쓸 수 있습니다.

생활습관 관리

강 씨는 처음에는 관리를 잘하셨지만, 2년쯤 지나니 느슨해지셨습니다. 담배를 다시 피우기 시작했고, 양치도 대충 하고, 검진도 안 가셨습니다. "별로 불편한 것도 없는데 괜찮겠지" 하셨죠. 3년 후 문제가 생겼습니다. 임플란트 주위염으로 뼈가 많이 손실되었습니다.

"처음부터 계속 관리했으면 이런 일 없었을 거예요. 중간에 방심한 게 문제였죠."

임플란트는 한번 하면 끝이 아닙니다. 평생 관리가 필요합니다.

정기 검진을 빠뜨리지 마세요

한 씨는 10년간 빠짐없이 6개월마다 검진을 받으셨습니다.

"몸도 괜찮고, 임플란트도 불편한 게 없는데 꼭 가야 해요?"
"네, 가셔야 합니다. 문제는 자각 증상이 없을 때 시작되거든요. 정기 검진에서 초기에 발견하면 간단히 해결되지만, 늦으면 큰 치료가 필요합니다."

실제로 한 씨는 한 번 정기 검진에서 초기 염증이 발견되었습니다. 본인은 전혀 몰랐지만, 잇몸에서 가벼운 출혈이 있었죠. 바로 클리닝하고 관리법을 교정해서 큰 문제로 발전하지 않았습니다.

"그때 발견 못 했으면 어땠을까요?"

"염증이 더 깊이 진행되어 뼈까지 손상되었을 겁니다. 치료도 어렵고, 최악의 경우 임플란트를 잃을 수도 있었죠."

조기 발견, 조기 치료

이 씨는 양치할 때 가끔 피가 났지만 "이 정도는…" 하며 6개월을 버티셨습니다. 내원했을 때는 이미 임플란트 주위염이 진행되어 있었습니다.

"처음 피가 날 때 바로 오셨으면 간단히 해결되었을 텐데…."

작은 신호를 무시하지 마세요.

양치 시 출혈

잇몸 부기

경미한 통증

음식물이 자주 낌

입 냄새

이런 증상이 있다면 다음 정기 검진까지 기다리지 말고 바로 연락하

    임플란트, 혹시 이것도 아셨나요?

세요.

전신 건강도 영향을 줍니다

임플란트는 입안에만 있지만, 전신 건강과 연결되어 있습니다.

당뇨 관리

김 씨는 당뇨가 있지만 잘 조절하고 계셨습니다. 임플란트도 문제없이 잘 유지되고 있었죠. 그런데 어느 날 개인 사정으로 스트레스를 많이 받으시면서 당뇨 관리가 소홀해졌습니다. 혈당이 높아졌고, 몇 달 후 임플란트 주변 잇몸에 염증이 생기기 시작했습니다.

"혈당이 높아지면 면역력이 떨어지고, 세균 감염에 취약해집니다. 당뇨 조절을 다시 잘하셔야 해요."

내과 치료를 병행하면서 구강 상태도 집중 관리했고, 다행히 염증을 잡을 수 있었습니다.

골다공증

폐경 이후 여성분들은 특히 주의해야 합니다. 골다공증으로 뼈 밀도가 낮아지면 임플란트 주변 뼈도 영향을 받습니다. 정기적으로 골밀도 검사를 받고, 필요하면 치료를 받으세요. 칼슘과 비타민 D 섭취도 중요합니다.

면역력

스트레스, 과로, 수면 부족은 면역력을 떨어뜨립니다. 면역력이 약해지면 입안 세균이 증식하기 쉽고, 염증이 생기기 쉽습니다. 규칙적인 생활, 충분한 수면, 균형 잡힌 식사, 적절한 운동. 건강한 생활이 임플란트도 건강하게 만듭니다.

나이는 숫자일 뿐

"선생님, 저 이제 70인데… 임플란트가 얼마나 갈까요?"

송 씨의 질문이었습니다.

"잘 관리하시면 평생 쓰실 수 있습니다."

"평생이요? 제가 얼마나 더 살지 모르는데…"

웃으며 대답했습니다. "그럼 100세까지 쓰신다고 생각하세요. 충분히 가능합니다." 실제로 80대, 90대까지 임플란트를 건강하게 사용하시는 분들이 많습니다. 중요한 건 나이가 아니라 관리입니다.

최 씨는 40대에 임플란트를 하셨지만 관리를 소홀히 해서 5년 만에 문제가 생겼습니다. 반면 한 씨는 75세에 임플란트를 하셨지만 지금 10년째 문제없이 사용하고 계십니다.

"나이 때문에 망설이시는 분들이 많은데, 나이는 중요하지 않습니다. 관리하실 의지가 있으신지가 중요하죠."

임플란트 수명을 결정하는 것들

수술 단계(30%)

정밀한 진단과 계획

바깥쪽 뼈 2mm 이상 확보

적절한 위치와 각도

본인 뼈 최대한 활용

숙련된 의료진의 정확한 시술

환자 관리(70%)

매일 3번 양치

치실과 치간 칫솔 사용

금연

딱딱한 음식 주의

3~6개월마다 정기 검진

연 1~2회 스케일링

조기 발견, 조기 치료

전신 건강 관리

박 씨는 상담 때 이런 질문을 하셨습니다.

"선생님, 임플란트가 얼마나 가나요?"

"그건 제가 답할 수 없습니다."

"네?"

"수술은 제가 최선을 다해 잘하겠습니다. 하지만 그 이후는 환자분께 달려 있습니다. 잘 관리하시면 평생 가고, 소홀히 하시면 몇 년 안에 문제가 생길 수 있습니다."

"그럼 제가 잘 관리하면 평생 쓸 수 있다는 거네요?"

"네, 그렇습니다."

"알겠습니다. 열심히 할게요."

박 씨는 지금 7년째 문제없이 사용하고 계십니다.

임플란트 수명은 여러분이 만듭니다

윤 씨는 20년 전 임플란트를 하셨습니다. 당시 40대 중반이셨죠.

"20년 전에는 임플란트가 10년 정도 간다고들 했어요. 근데 벌써 20년이네요."

"비결이 뭐예요?"

"특별한 건 없어요. 그냥 내 치아처럼 아끼고, 매일 관리하고, 정기 검진 받고. 당연한 걸 당연하게 한 거죠. 그랬더니 20년이 됐네요. 앞으로 20년도 쓸 수 있겠죠?"

"물론입니다. 계속 이렇게만 하시면 됩니다."

임플란트는 기계가 아닙니다. 정해진 수명이 있는 게 아닙니다. 여러분이 어떻게 관리하느냐에 따라 3년이 될 수도, 30년이 될 수도 있습니

다. 선택은 여러분의 몫입니다. 매일 15분의 관리와 6개월에 한 번의 검

진. 이 작은 노력으로 평생 편하게 먹고, 자신 있게 웃을 수 있습니다.

그 가치는 충분하지 않나요?

임플란트, 혹시 이것도 아셨나요?

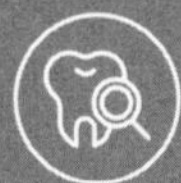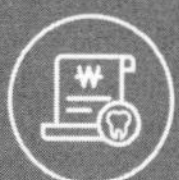

PART 5

현명한 선택을 위한 가이드

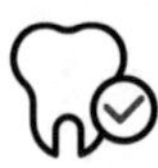

18장
치과 선택 기준

"어디서 해야 할까요?"

김 씨는 임플란트가 필요한 상황이었습니다. 하지만 어느 치과에서 해야 할지 고민이 많으셨죠.

"선생님, 집 근처 치과는 60만 원, 대학병원은 150만 원, 유명하다는 곳은 200만 원이래요. 왜 이렇게 차이가 나요? 어디서 해야 할까요?"

이런 고민, 정말 많이 듣습니다. 임플란트는 비용도 비용이지만, 평생 사용할 치아를 만드는 것이니 신중해야 합니다.

임플란트, 혹시 이것도 아셨나요?

저가 임플란트의 함정

요즘 "임플란트 49만 원", "임플란트 특가 39만 원" 같은 광고를 자주 봅니다. 정말 매력적으로 보이죠.

왜 저렴할까요?

대량 수술로 시간을 줄입니다. 한 사람당 충분한 시간을 들이지 못합니다. 검사를 최소화합니다. CT를 안 찍거나, 대충 보고 넘어갑니다. 저가 재료를 사용합니다. 임플란트 자체뿐 아니라 나사, 어버트먼트, 크라운까지 모두 저가 제품입니다.

사후 관리가 부실합니다. 수술만 하고 끝입니다. 숨은 비용이 있습니다. 기본 가격은 저렴하지만, 뼈 이식, 가이드, 좋은 크라운 등은 추가 비용입니다.

실제로 겪은 사례

박 씨는 "임플란트 39만 원" 광고를 보고 그 치과를 방문하셨습니다.

"39만 원에 다 되는 거죠?"

"아니요, 이건 기본 임플란트 가격이고요. 뼈 이식은 50만 원 추가, 좋은 크라운은 30만 원 추가입니다. 그리고 CT 촬영은 10만 원 별도입니다."

결국 총비용은 130만 원이 되었습니다. 처음 광고와는 전혀 다른 금액이었죠. 더 큰 문제는 품질이었습니다. 수술 시간은 20분도 안 걸렸고, 상담도 거의 없었습니다. CT도 대충 보고 "괜찮습니다" 하더랍니다. 1년 후 문제가 생겨 저희 병원에 오셨습니다. CT를 찍어 보니 바깥쪽 뼈가 거의 없었고, 임플란트 주변에 염증이 생기기 시작했습니다.
"처음 잘 선택할걸…"

저렴한 것에는 이유가 있습니다.

모든 저가가 나쁜 건 아니지만

물론 합리적인 가격으로 좋은 치료를 하는 곳도 있습니다. 하지만 구별이 어렵습니다. 지나치게 싸다면 의심해 봐야 합니다. 적절한 시간, 충분한 검사, 좋은 재료를 사용하면서 너무 싸게 하기는 어렵습니다.

그렇다면 비싼 곳이 무조건 좋을까요? 그것도 아닙니다.

경험과 실력

임플란트는 경험이 중요합니다. 근 10년간 보면, 충분한 경험을 가진 의료진은 다양한 상황에 대처할 수 있습니다. "몇 개 정도 하셨어요?" 직접 물어보세요. 수백 개, 수천 개 단위의 경험이라면 신뢰할 만합니다.

복잡한 케이스 경험도 중요합니다. 쉬운 케이스만 많이 해 본 것과, 어려운 케이스도 성공적으로 해결한 경험은 다릅니다.

충분한 시간과 상담

이 씨는 여러 치과를 상담하셨습니다.

A 치과: 5분 상담, "임플란트 하시면 됩니다. 다음 주에 하시죠."

B 치과: 15분 상담, CT 보며 간단히 설명

C 치과: 40분 상담, CT를 함께 보며 뼈 상태 설명, 여러 옵션 제시, 장

단점 설명

"C 치과는 시간을 정말 많이 들여서 설명해 주셨어요. 뼈 상태도 보여 주고, 왜 이 방법을 추천하는지, 다른 방법도 있는데 왜 이게 더 나은지… 질문에도 하나하나 성실하게 답해 주시더라고요."

충분한 시간을 들여 상담하는 곳이 좋습니다. 수술 후에도 시간을 내어 경과를 체크하고, 문제가 생기면 즉시 대응하는 곳이어야 합니다.

정직한 진단

정 씨는 다른 치과에서 "임플란트 4개가 필요합니다"라는 말을 들었습니다. 불안한 마음에 저희 병원에 세컨드 오피니언을 받으러 오셨죠. CT를 보니 실제로는 2개만 필요했습니다. 나머지 두 개는 치료하면 살릴 수 있는 치아였습니다.

"다른 곳에서는 4개 다 임플란트라고 했는데요?"
"이 두 개는 신경 치료를 하면 충분히 사용할 수 있습니다. 불필요하게 발치하고 임플란트 할 필요는 없습니다."

좋은 치과의사는 불필요한 치료를 권하지 않습니다. 자연 치아를 살

릴 수 있다면 최선을 다해 살립니다. 정말 필요할 때만 임플란트를 권합
니다.

설비와 시스템

CT는 필수입니다. 2D X-ray만으로는 정확한 진단이 어렵습니다. 멸
균 시스템이 철저해야 합니다. 수술 기구의 소독과 멸균은 감염 예방의
기본입니다. 응급 대응 시스템도 중요합니다. 드물지만 수술 중 응급
상황이 생길 수 있습니다. 응급약품과 장비, 대응 매뉴얼이 갖춰져 있어
야 합니다.

사후 관리 시스템

수술로 끝이 아닙니다. 정기 검진 시스템이 있는지 확인하세요. 문제
가 생겼을 때 즉시 대응해 주는지도 중요합니다. "원장님이 휴가 중이
라 다음 주에 오세요"가 아니라, 응급 상황에는 즉시 볼 수 있어야 합니
다. 보증 기간도 확인하세요. 일정 기간 내 문제 발생 시 어떻게 대응하
는지 명확히 해두는 것이 좋습니다.

상담 시 꼭 물어봐야 할 질문들

강 씨는 첫 상담을 앞두고 제게 물으셨습니다.

"뭘 물어봐야 할지 모르겠어요. 그냥 선생님이 하라는 대로 하면 되는 거 아닌가요?"

"아닙니다. 여러분의 몸이고, 여러분의 선택입니다. 충분히 이해하고 결정하셔야 해요."

검사와 진단에 대해

"CT 촬영을 하나요? 결과를 함께 보고 설명해 주시나요?"

CT는 필수입니다. 함께 보면서 뼈 상태를 설명해 주는 곳이 좋습니다.

"제 뼈 상태는 어떤가요? 충분한가요?"

구체적으로 들으세요. 뼈의 양, 높이, 폭, 밀도에 대해 물어보세요.

"중요한 신경이나 혈관은 안전한 위치인가요?"

아래턱은 신경, 위턱은 상악동과의 거리가 중요합니다.

치료 계획에 대해

"왜 이 위치에 이 각도로 심나요?"
근거를 들어 설명해 줄 수 있어야 합니다.

"바깥쪽 뼈는 충분히 확보되나요?"
최소 2mm 이상 남아야 한다고 이 책에서 배우셨죠? 물어보세요.

"뼈 이식이 필요한가요? 왜 필요한가요?"
정말 필요한지, 다른 방법은 없는지 확인하세요.

"다른 치료 옵션은 없나요?"
한 가지 방법만 제시한다면, 왜 그것이 최선인지 물어보세요.

수술에 대해

"수술 시간은 얼마나 걸리나요?"
개당 30분~1시간 정도는 필요합니다. 너무 빠르다면 의심해 봐야 합니다.

"가이드를 사용하나요?"

복잡한 경우 가이드가 정확도를 높입니다.

"수술 경험이 얼마나 되시나요?"

직접 물어보세요. 경험이 많을수록 안전합니다.

재료와 비용에 대해

"어떤 임플란트를 사용하나요?"

브랜드보다는 품질이 검증되었는지가 중요합니다. 국산 제품도 좋은
것이 많습니다.

"총 비용은 얼마인가요? 숨은 비용은 없나요?"

임플란트, 어버트먼트, 크라운, CT, 뼈 이식 등 모든 비용을 명확히 확
인하세요.

"분할 납부가 가능한가요?"

경제적 부담이 크다면 문의해 보세요.

임플란트, 혹시 이것도 아셨나요?

사후 관리에 대해

"정기 검진은 어떻게 하나요?"
주기와 내용을 확인하세요.

"문제가 생기면 어떻게 대응하나요?"
응급 상황 시 연락처와 대응 시스템을 물어보세요.

"보증 기간이 있나요?"
일정 기간 내 문제 발생 시 재치료 비용은 어떻게 되는지 확인하세요.

CT 판독과 수술 계획의 중요성

윤 씨는 다른 치과에서 이미 CT를 찍었습니다. 하지만 불안해서 저희
병원에 세컨드 오피니언을 받으러 오셨죠.

"다른 곳에서 찍은 CT를 가지고 왔는데 봐 주실 수 있나요?"
"물론입니다."

같은 CT를 보고도 판독은 달랐습니다.

다른 치과의 판독: "뼈가 부족해서 뼈 이식이 필요합니다."

저희의 판독: "뼈가 약간 부족하긴 하지만, 임플란트 각도를 조정하면 뼈 이식 없이 가능합니다. 바깥쪽 뼈도 2mm 이상 충분히 확보할 수 있습니다."

"같은 CT인데 왜 다르게 보시나요?"

"CT를 어떻게 분석하느냐에 따라 치료 계획이 달라집니다. 경험이 많으면 다양한 각도에서 분석하고, 여러 옵션을 고려할 수 있습니다."

CT에서 확인해야 할 것들

뼈의 양: 높이, 폭이 충분한가

뼈의 질: 단단한 뼈인가, 무른 뼈인가

중요 구조물: 신경, 혈관, 상악동까지의 거리

기존 치아 상태: 주변 치아는 건강한가

바깥쪽 뼈: 임플란트를 심었을 때 바깥쪽에 충분한 뼈가 남는가

3D 시뮬레이션의 힘

요즘은 CT 데이터를 컴퓨터로 3D 모델링합니다. 실제 수술 전에 가상으로 임플란트를 심어 보는 거죠. 최적의 위치를 찾습니다. 각도를

조정해 봅니다. 바깥쪽 뼈가 충분한지 확인합니다. 신경이나 상악동과의 거리를 체크합니다. 최종 크라운의 모양까지 고려합니다. 이 과정을 거치면 수술 성공률이 크게 높아집니다. 예상치 못한 상황을 미리 발견하고 대비할 수 있으니까요.

환자와 함께 보는 것이 중요합니다

송 씨와는 40분간 CT를 함께 보며 설명했습니다.

"여기가 뼈고, 이게 신경입니다. 거리가 충분하죠? 여기에 이 각도로 심으면, 바깥쪽에 이만큼 뼈가 남습니다. 2.5mm 정도 되니까 충분합니다."

"아, 이렇게 보니까 이해가 되네요."

"궁금한 점 있으세요?"

"여기를 좀 더 안쪽으로 하면 안 되나요?"

"좋은 질문입니다. 그렇게 하면 뼈는 더 충분하지만, 최종 치아의 위치가 이상해집니다. 여기를 보세요…."

이렇게 함께 보고, 질문하고, 이해하는 과정이 중요합니다. 여러분의 몸이고, 여러분의 선택이니까요.

경험담: 치과를 잘 선택한 사례

한 씨는 신중하게 치과를 선택하셨습니다.

"다섯 군데를 상담했어요. 시간도 많이 걸리고 피곤했지만, 평생 쓸 거니까 신중해야 한다고 생각했죠."

첫 번째: 너무 저렴했고, 상담이 5분도 안 걸렸습니다. 불안해서 제외.

두 번째: 비용은 적당했지만, CT를 대충 보고 "괜찮습니다"만 반복. 제외.

세 번째: 비싸고, 무조건 외산 프리미엄 제품을 권했습니다. 제외.

네 번째: 충분히 상담해 주고, CT도 함께 보며 설명했습니다. 국산 제품도 좋다고 했고, 여러 옵션을 제시했습니다. 질문에도 성실히 답변해 주었죠.

다섯 번째: 네 번째와 비슷했지만, 조금 더 비쌌습니다.

"결국 네 번째 치과를 선택했어요. 신뢰가 갔거든요."

결과는? 5년이 지난 지금도 아무 문제없이 잘 사용하고 계십니다.

"시간 들여 잘 선택한 게 최고의 결정이었어요."

치과 선택, 이것만은 기억하세요

저렴하다고 좋은 게 아니고, 비싸다고 좋은 게 아닙니다.

적절한 비용에, 충분한 시간과 경험을 가진 의료진에게, 충분한 상담을 받고, 이해하고, 신뢰할 수 있는 곳. 그곳이 좋은 치과입니다. 여러분의 직관도 중요합니다. 상담받으면서 불안하거나 의심스럽다면, 다른 곳을 알아보세요. 편안하고 신뢰가 간다면, 그곳이 여러분에게 맞는 곳입니다. 급하게 결정하지 마세요. 두세 곳 상담을 받아 보고 비교하세요. 조금 번거롭더라도, 평생 사용할 치아를 만드는 일입니다. 좋은 선택이 좋은 결과를 만듭니다.

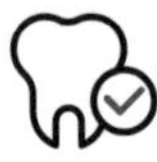

19장
임플란트 비용의 진실

"왜 이렇게 가격이 다른가요?"

조 씨는 혼란스러워하셨습니다.

"선생님, 이해가 안 가요. 집 근처 치과는 개당 60만 원, 강남 유명한 곳은 250만 원이래요. 같은 임플란트인데 왜 4배 차이가 나요? 비싼 게 좋은 건가요, 아니면 저렴한 곳이 착한 건가요?"

임플란트 비용, 정말 천차만별입니다. 그리고 그 차이에는 이유가 있습니다.

왜 치과마다 가격이 다른가

임플란트 제품의 차이

외산 프리미엄 브랜드들은 가격이 높습니다. 오랜 역사와 많은 임상 데이터, 품질 관리 시스템 때문이죠. 국산 제품은 상대적으로 저렴합니다. 하지만 최근 국산 제품의 품질도 크게 향상되었고, 많은 임상 데이터가 축적되었습니다.

"외산이 무조건 좋은 건가요?"

"아닙니다. 근 10년간 경험으로 봤을 때, 검증된 국산 제품도 충분히 좋은 결과를 보여 줍니다. 중요한 건 제품보다 누가, 어떻게 심느냐입니다."

김 씨는 외산 프리미엄 제품으로 개당 200만 원을 지불하셨지만, 제대로 된 계획 없이 급하게 수술받아 2년 만에 문제가 생겼습니다.

반면 박 씨는 검증된 국산 제품으로 개당 100만 원에 했지만, 충분한 계획과 정확한 시술로 7년째 문제없이 사용하고 계십니다.

의료진의 경험과 실력

경험 많은 의료진은 당연히 비용이 높습니다. 그만한 가치가 있습니다. 복잡한 케이스를 해결할 수 있는 능력, 예상치 못한 상황에 대한 대처 능력, 장기적인 성공률. 하지만 무조건 비싸다고 실력이 좋은 건 아닙니다. 유명세나 입지 때문에 비싼 곳도 있으니까요.

지역과 임대료

강남, 여의도 같은 곳은 임대료가 비쌉니다. 당연히 치료비에 반영됩니다. 주택가의 작은 치과는 임대료가 저렴해서 비용을 낮출 수 있습니다. 입지가 치료의 질을 결정하지는 않습니다. 주택가의 작은 치과에도 실력 좋은 의사가 많습니다.

시간과 정성

이 씨는 두 곳을 비교했습니다.

A 치과:

상담 10분

수술 시간 20분

비용 70만 원

B 치과:

상담 40분

CT 분석 시간 충분히

수술 시간 50분

수술 후 경과 관찰 세밀

비용 120만 원

"B가 더 비싸지만, 시간을 충분히 들여 주셔서 신뢰가 갔어요."

시간은 곧 비용입니다. 충분한 시간을 들이는 곳은 당연히 비용이 높지만, 그만큼 성공률도 높습니다.

사후 관리

정기 검진, 문제 발생 시 대응, 보증 기간 등 사후 관리가 포함되면 비용이 높아질 수 있습니다. 하지만 이런 것들이 장기적으로는 더 경제적입니다. 문제 생겼을 때 추가 비용 없이 해결할 수 있으니까요.

부가적인 서비스

최신 장비: 3D CT, 디지털 가이드, 진정 마취 등

편의시설: 개인 진료실, 고급 인테리어

부가 서비스: 발렛파킹, 음료 서비스 등

이런 것들은 치료의 질과 직접 관련은 없지만 비용에 반영됩니다.

합리적인 비용 범위

"그럼 도대체 얼마가 적당한가요?"

지역과 상황에 따라 다르지만, 일반적인 범위를 말씀드리겠습니다.

일반적인 임플란트(단순 케이스)

전체 비용(임플란트 + 어버트먼트 + 크라운 포함):

최저: 80만~100만 원

평균: 120만~160만 원

고가: 180만~250만 원 이상

80만 원 이하라면 의심해 봐야 합니다. 충분한 시간과 좋은 재료를 쓰

기 어려운 가격입니다. 250만 원 이상이라면 왜 그렇게 비싼지 근거를 확인하세요. 외산 프리미엄 제품을 쓰거나, 특별한 기술이 필요하거나, 입지가 좋은 곳일 수 있습니다. 120만~160만 원 범위가 가장 일반적이고 합리적입니다.

뼈 이식이 필요한 경우

추가로 30만~80만 원 정도 발생합니다.

자가골 채취: 30만~50만 원인공 뼈 사용: 40만~60만 원

광범위한 뼈 이식: 60만~100만 원

하지만 본인의 뼈만으로 가능하다면 이 비용을 아낄 수 있습니다. 그래서 처음 계획이 중요합니다.

상악동거상술

측방접근법: 80만~150만 원

치조정접근법: 40만~70만 원

전악 임플란트(All-on-4/6)

한쪽 턱 기준:

1,500만~2,000만 원: 일반적인 범위

2,000만~3,000만 원: 고가 재료나 유명 치과

개별적으로 10개를 하는 것보다는 경제적입니다.

저렴한 것과 가성비 좋은 것의 차이

정 씨는 이렇게 물으셨습니다.

"저렴한 게 나쁜 건 알겠어요. 그럼 가성비 좋은 곳은 어떻게 찾나요?"

저렴한 것

품질을 낮춰 가격을 낮춤

시간을 줄여 많은 환자를 봄

숨은 비용이 있음

사후 관리 부실

가성비 좋은 것

적절한 품질의 재료(검증된 국산 제품 등)

충분한 시간과 상담

투명한 비용

임플란트, 혹시 이것도 아셨나요?

꼼꼼한 사후 관리

불필요한 부가 서비스를 줄여 비용 절감

한 씨가 선택한 치과가 좋은 예입니다.

비용: 개당 110만 원(평균보다 약간 낮음)

재료: 검증된 국산 제품

상담: 40분 이상

CT 분석: 세밀하게

수술: 충분한 시간(50분)

사후 관리: 정기 검진 시스템

입지: 주택가(낮은 임대료)

인테리어: 심플(불필요한 비용 절감)

"화려하진 않지만, 정말 필요한 것에 집중하는 곳이었어요. 가격도 합
리적이고, 결과도 좋았어요."

비용을 아끼는 현명한 방법

불필요한 치료 피하기

자연 치아를 살릴 수 있다면 살리세요. 임플란트는 정말 필요할 때만 하는 것입니다.

윤 씨는 세 개 치아를 모두 임플란트 해야 한다는 말을 들었습니다. 하지만 세컨드 오피니언 결과, 한 개는 치료로 살릴 수 있었습니다.

"임플란트 하나를 아꼈으니 100만 원 이상 절약했네요."

처음부터 제대로 하기

싸다고 대충 했다가 실패하면, 재수술 비용이 더 듭니다.

김 씨는 60만 원짜리 저가 임플란트를 했다가 실패했습니다. 제거하고 재수술하는 데 150만 원이 들었습니다.

"처음부터 120만 원짜리로 제대로 할걸… 결국 210만 원을 쓰게 됐어요."

   임플란트, 혹시 이것도 아셨나요?

처음부터 적절한 비용으로 제대로 하는 것이 가장 경제적입니다.

국산 제품도 고려하기

외산 프리미엄 제품이 품질은 좋지만, 가격이 높습니다. 검증된 국산 제품은 품질도 충분하고 가격은 30~40% 저렴합니다.

"외산 써야 안심되지 않나요?"
"국내 제품도 많은 임상 연구와 데이터로 안정성이 입증되었습니다. 오히려 A/S가 빠르고, 부품 구하기도 쉽습니다."

박 씨는 국산 제품을 선택해서 개당 40만 원을 절약했습니다. 3개를 했으니 120만 원 절약이었죠. 7년째 아무 문제없이 사용 중입니다.

뼈 이식 최소화하기

처음 계획을 잘 세우면 뼈 이식을 피하거나 최소화할 수 있습니다. 임플란트 위치나 각도를 조정해서 본인 뼈만으로 가능한 경우가 많습니다.

이 씨는 다른 곳에서 "뼈 이식 필수"라는 말을 들었지만, 세컨드 오피

니언에서 "각도를 조정하면 뼈 이식 없이 가능"하다는 말을 들었습니
다. 결국 뼈 이식 없이 성공적으로 마쳤고, 50만 원을 절약했습니다.

보험 활용하기

일부 경우 실비 보험에서 임플란트 비용 일부를 보장합니다. 보험사
에 문의해 보세요. 만 65세 이상이면 건강보험 혜택으로 평생 2개까지
지원받을 수 있습니다. (단, 지정된 병원에서, 일정 조건 충족 시)

분할 납부 이용하기

한 번에 큰 금액이 부담스럽다면 분할 납부를 이용하세요. 많은 치과
에서 무이자 할부를 제공합니다.

"한 번에 낼 돈이 없어요…"
"3~6개월 무이자 할부가 가능합니다. 부담 없이 나누어 내시면 됩
니다."

임플란트, 혹시 이것도 아셨나요?

계약서를 꼼꼼히 확인하세요

총비용이 명확히 적혀 있는지 어떤 항목이 포함되고 제외되는지 추가 비용 발생 가능성은 없는지 환불 규정은 어떻게 되는지.

조 씨는 계약서를 대충 보고 서명했다가, 나중에 뼈 이식 비용이 별도라는 걸 알고 당황했습니다.

"계약서에 '뼈 이식 비용 별도'라고 작게 써 있었어요. 제대로 안 읽은 제 잘못이죠."

구두 약속보다 문서로

"우리 치과는 3년 보증입니다.", "문제 생기면 무료로 재치료해 드립니다."

이런 말들, 계약서에 명시되어 있어야 합니다. 구두 약속은 나중에 증명하기 어렵습니다.

너무 싼 곳은 이유가 있습니다

"1+1 이벤트", "지금 하면 50% 할인"

이런 과도한 할인은 의심해 봐야 합니다. 정상적인 진료를 하면서 그렇게 싸게 하기는 어렵습니다. 어디선가 비용을 줄였다는 뜻이고, 그게 품질일 수 있습니다.

추가 비용이 계속 나온다면

처음 싸게 유인한 후, 이것저것 추가하며 비용을 올리는 경우가 있습니다.

"기본은 60만 원인데, CT는 10만 원 추가, 뼈 이식은 50만 원 추가, 좋은 크라운은 30만 원 추가…."

결국 150만 원이 되어 버립니다. 처음부터 총비용을 명확히 하는 곳을 선택하세요.

비용과 가치

강 씨는 이런 말씀을 하셨습니다.

"선생님, 솔직히 비싸요. 100만 원이 넘으니까 부담되죠. 근데 생각해 보니 하루에 계산하면…"

임플란트를 20년 쓴다고 가정하면
120만 원 ÷ 20년 = 연 6만 원
6만 원 ÷ 365일 = 하루 164원

하루 164원으로 편하게 먹고, 자신 있게 웃을 수 있습니다.

"그렇게 생각하니 비싸지 않네요. 오히려 가치가 있어요."

물론 처음 지불하는 금액이 부담스러운 건 사실입니다. 하지만 장기적으로 보면 충분한 가치가 있습니다. 더 중요한 건, 싸다고 대충 했다가 실패하면 더 큰 비용과 고통이 따른다는 것입니다. **저렴한 것을 찾지 말고, 합리적인 것을 찾으세요.** 적절한 품질의 재료에 충분한 경험을 가진 의료진에게 충분한 시간과 상담을 받고 투명한 비용으로 꼼꼼한 사후 관리를 받는 것. 그것이 진짜 가성비입니다.

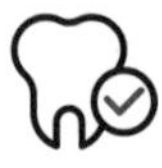

20장
Q&A: 환자들이 가장 궁금해하는 것들

여러분이 가장 궁금해하는 질문들

근 10년간 수많은 환자분들을 만나며 정말 많은 질문을 받았습니다. 그중 가장 자주 받는 핵심 질문들에 답변드리겠습니다.

Q1. 수술 시 통증은 얼마나 되나요?

"선생님, 아프지 않나요? 무서워요."

가장 많이 받는 질문입니다. 솔직히 답변드리겠습니다. **수술 중에는 거의 아프지 않습니다.** 국소마취를 하기 때문에 수술 중에는 통증을 거의 느끼지 못합니다. 압박감이나 무언가 하고 있다는 느낌은 있지만, 아프진 않습니다.

김 씨는 "마취 주사가 더 아팠어요. 수술 중에는 아픈 게 없었어요"라고 하셨습니다.

마취가 풀린 후 2~3일이 불편합니다. 마취가 풀리면서 통증이 시작됩니다. 개인차가 있지만, 대부분 "심한 편두통 정도" 또는 "치통 정도"라고 표현합니다. 진통제를 복용하면 충분히 견딜 만합니다.

박 씨는 "생각보다 괜찮았어요. 진통제 먹으니까 일상생활 가능했어요"라고 하셨습니다.

3일 후부터는 많이 나아집니다. 대부분 3일째부터 통증이 확 줄어듭니다. 일주일이면 거의 사라지죠. **불안감이 통증을 키웁니다.** 실제로 통증보다 두려움과 불안감이 더 큽니다. 긴장하면 통증을 더 크게 느낍니다. "편안한 마음으로 오세요. 생각보다 괜찮습니다"라고 말씀드리면, 수술 후 "정말 괜찮았어요!"라고 하시는 분들이 많습니다.

Q2. 임플란트 수명은 얼마나 되나요?

"10년? 20년? 평생?"

정답: 관리하기에 달려 있습니다. 잘 관리하면 30년, 40년도 가능합니

다. 실제로 40년 넘게 사용 중인 사례도 있습니다. 반대로 관리를 소홀히 하면 3~5년 만에 문제가 생길 수도 있습니다.

이 씨는 20년째 사용 중입니다. "매일 양치 철저히 하고, 6개월마다 검진받았어요. 특별한 건 없어요."

조 씨는 3년 만에 문제가 생겼습니다. "관리를 안 했어요. 후회됩니다."

평균적으로는 10~15년 이상

연구에 따르면 10년 후 생존율이 90% 이상입니다. 즉, 대부분의 임플란트가 10년 이상 잘 유지된다는 뜻입니다. 하지만 이것도 평균일 뿐, 여러분의 관리가 가장 중요합니다.

Q3. 자연 치아를 살릴 수 있다면 살려야 하나요?

자연 치아가 최고입니다.

아무리 좋은 임플란트도 자연 치아를 이길 수 없습니다. 자연 치아에는 치주인대가 있어 씹는 감각을 느낄 수 있고, 충격을 흡수하고, 자가 치유 능력도 있습니다. 살릴 수 있는 치아를 발치하는 건 손가락을 자르는 것과 같습니다.

정 씨는 "충치가 심해서 임플란트 하는 게 낫다"는 말을 들었습니다. 하지만 세컨드 오피니언 결과, 신경 치료로 충분히 살릴 수 있었습니다.

"5년 지났는데 잘 쓰고 있어요. 살려서 다행이에요."

하지만 정말 안 되는 경우도 있습니다.

뿌리가 부러졌거나 심한 잇몸병으로 뼈가 많이 없거나 치아가 심하게 흔들리거나 반복적으로 염증이 생기는 경우. 이럴 때는 발치하고 임플란트 하는 것이 더 나을 수 있습니다. 억지로 살려봤자 결국 빼야 하고, 그동안 주변 뼈까지 손상될 수 있으니까요.

원칙: 살릴 수 있으면 살리고, 정말 안 되면 임플란트

Q4. 몇 실부터, 몇 살까지 가능한가요?

"저 70인데 할 수 있나요?"

나이 제한은 없습니다.

성장이 끝난 20세 이후부터 가능합니다. 상한선은 없습니다. 80세, 90세에도 가능합니다. 중요한 건 나이가 아니라 건강 상태입니다.

이 씨는 94세에 임플란트를 하셨습니다. "나이 때문에 망설였는데, 해보니까 잘 됐어요. 진작 할걸 그랬어요."

Q5. 당뇨/고혈압이 있는데 할 수 있나요?

잘 조절되고 있다면 가능합니다.
당뇨: 당화혈색소 7% 이하, 고혈압: 혈압약으로 조절되는 상태

이 정도라면 대부분 안전하게 할 수 있습니다. 물론 일반인보다 조금 더 신경 써야 하고, 회복 기간도 여유 있게 잡습니다.

Q6. 흡연자인데 꼭 담배를 끊어야 하나요?

네, 최소한 수술 전후로는 반드시 끊으셔야 합니다. 수술 2주 전부터 수술 후 2~3개월까지는 절대 금연입니다. 이 기간을 지키지 않으면 실패율이 2~3배 높아집니다.

"한두 개비는 괜찮지 않나요?"
"안 됩니다. 조금이라도 피우시면 안 됩니다."

가능하면 이번 기회에 완전히 끊으시는 게 좋습니다. 임플란트뿐 아

　　　　　　　　　　임플란트, 혹시 이것도 아셨나요?

니라 전체 건강을 위해서도요.

Q7. 수술 후 바로 일상생활이 가능한가요?

다음 날부터 가능하지만, 며칠은 조심해야 합니다.

사무직이라면 다음 날부터 출근 가능합니다. 육체 노동이나 격렬한 운동은 일주일 정도 쉬는 게 좋습니다. 식사는 부드러운 음식으로 가능합니다.

김 씨는 "금요일에 수술하고 월요일에 출근했어요. 좀 붓긴 했지만 일하는 데 지장은 없었어요."

Q8. 여러 개를 동시에 할 수 있나요?

네, 가능합니다. 한 번에 여러 개를 하는 것이 오히려 효율적입니다. 수술 횟수가 줄고, 전체 치료 기간도 단축됩니다. 단, 뼈 상태와 전신 건강을 고려해서 판단합니다.

박 씨는 한 번에 3개를 했습니다. "한 번 고생으로 끝내서 좋았어요."

Q9. 임플란트도 충치가 생기나요?

임플란트 자체는 썩지 않습니다.

티타늄이니까요. 하지만 주변 잇몸과 뼈는 살아 있는 조직입니다. 관리를 안 하면 임플란트 주위염이 생깁니다. 자연 치아의 잇몸병과 비슷한데, 더 빠르게 진행됩니다. 그래서 오히려 임플란트가 더 꼼꼼한 관리가 필요합니다.

Q10. MRI나 비행기 탑승에 문제없나요?

전혀 문제없습니다. 임플란트는 티타늄이라 MRI에 영향을 주지 않습니다. 공항 금속탐지기도 거의 반응하지 않습니다. 만약 반응한다면 "임플란트 있습니다"라고 말씀하시면 됩니다.

Q11. 임플란트 한 후 다른 치료를 받을 수 있나요?

대부분 가능합니다.

교정치료: 임플란트는 움직이지 않으니, 이를 고정원으로 활용할 수도 있습니다.

보철치료: 임플란트 위에 브리지를 만들 수도 있습니다.

단, 치료 계획 시 임플란트가 있다는 걸 미리 알려야 합니다.

Q12. 보험이 적용되나요?

만 65세 이상은 건강 보험 혜택이 있습니다. 평생 2개까지 본인부담금 30% 정도로 가능합니다. 단, 지정된 병원에서만 가능하고, 일부 제한이 있습니다.

실비 보험은 보험사와 상품에 따라 다릅니다. 가입하신 보험사에 문의해 보세요.

Q13. 임플란트 한 곳에서 문제가 생기면 어떡하나요?

먼저 시술한 치과에 연락하세요. 보증 기간이 있다면 무료 또는 할인된 비용으로 재치료받을 수 있습니다. 만약 그 치과가 폐업했거나 해결이 안 된다면, 다른 치과를 방문하세요. 대부분 치과에서 타 병원에서 한 임플란트도 치료할 수 있습니다.

마지막 조언

송 씨는 상담을 마치며 이렇게 말씀하셨습니다.

"질문이 정말 많았는데, 하나하나 답해 주서서 불안감이 많이 사라졌어요."

"궁금한 게 있으면 언제든 물어보세요. 여러분의 몸이고, 여러분의 선택입니다. 충분히 이해하고 결정하셔야 해요."

임플란트에 대해 궁금한 점이 있다면 부끄러워하지 마시고 물어보세요. "이런 것도 물어봐도 되나?" 싶은 것도 물어보세요. 모든 질문은 소중합니다. 여러분이 이해하고 안심하는 것, 그것이 성공적인 임플란트의 시작입니다.

<u>에필로그</u>

임플란트는 '수술'이 아니라 '과정'입니다

진료실 문을 열고 들어오신 한 씨의 얼굴에는 환한 미소가 가득했습니다. 10년 전, 처음 임플란트 상담을 받으러 오셨을 때와는 너무나 다른 모습이었죠.

"선생님, 10년이 됐네요. 10년!"
"축하드립니다. 정기 검진도 한 번도 안 빠지시고, 관리도 정말 잘하셨어요."
"처음에는 수술이 무섭고, 비용도 부담되고, 정말 잘될까 불안했어요. 근데 지금 생각하면, 제 인생 최고의 선택이었어요."

한 씨의 이야기를 들으며, 이 책을 쓰게 된 이유를 다시 한번 생각했습니다. 임플란트는 단순히 '수술'이 아닙니다. 상담부터 시작해서 계획을 세우고, 수술을 받고, 회복하고, 보철을 하고, 평생 관리하는 긴 '과정'입니다. 그리고 이 과정의 모든 단계에서 여러분의 역할이 중요합니다.

다시 처음으로 돌아가서

이 책을 읽기 시작하실 때, 여러분은 아마 이런 생각을 하셨을 겁니다.

"임플란트, 해야 하나?", "어디서 해야 할까?", "비용은 얼마나 들까?", "아프지 않을까?", "실패하면 어떡하지?"

근 10년간 수많은 환자분들을 만나며, 이런 고민들을 정말 많이 들었습니다. 그리고 깨달았습니다. 두려움의 대부분은 '모름'에서 온다는 것을. 임플란트에 대해 제대로 알면, 두려움이 줄어듭니다. 현명한 선택을 할 수 있습니다. 그리고 성공적인 결과를 얻을 수 있습니다.

이 책을 통해 전하고 싶었던 것들

첫째, 임플란트는 두려운 것이 아닙니다.

현대 치과의 임플란트 기술은 이미 수십 년의 역사와 수백만 건의 임상 사례로 입증되었습니다. 제대로 계획하고, 정확히 시술하고, 잘 관리하면 안전하고 성공적입니다.

박 씨는 처음 상담 때 "너무 무서워요"라고 하셨습니다. 하지만 충분히 설명을 듣고, 이해하고 난 후에는 "생각보다 괜찮네요"라고 하셨죠.

수술 후에는 "이 정도일 줄 알았으면 진작 할걸"이라고 하셨습니다.

둘째, 가장 중요한 것은 '뼈'입니다.

이 책에서 여러 번 강조했습니다. 특히 바깥쪽 뼈, 최소 2mm 이상이 남아야 한다는 것. 임플란트 수명을 결정하는 가장 중요한 요소입니다. 씹는 힘을 지탱하는 지지뼈이니까요.

그리고 가능하면 본인의 뼈만으로 진행하는 것이 가장 좋습니다. 뼈 이식을 최소화하는 것, 그것이 장기적인 성공의 열쇠입니다.

처음 수술 계획을 세울 때, 이 부분을 정확히 평가하고 계획하는 의료진을 만나는 것이 중요합니다.

셋째, 70%는 어러분의 관리에 달려 있습니다.

아무리 수술을 완벽하게 해도, 관리를 안 하면 실패합니다. 반대로 수술이 조금 어려운 케이스였어도, 철저하게 관리하면 성공합니다.

김 씨와 이 씨, 두 분 모두 같은 날 임플란트를 하셨습니다. 같은 제품으로, 비슷한 상황에서요. 5년 후, 김 씨의 임플란트는 처음처럼 건강했습니다. 매일 양치하고, 치실 사용하고, 정기 검진 빠짐없이 받으셨거든요.

반면 이 씨는 문제가 생겼습니다. 양치를 대충 하고, 검진도 안 가고, 담배도 다시 피우셨으니까요.

넷째, 싸다고 좋은 게 아니고, 비싸다고 좋은 게 아닙니다.

합리적인 비용에, 충분한 경험과 시간을 가진 의료진에게, 투명한 계획으로, 꼼꼼한 사후 관리를 받는 것. 그것이 진짜 가성비입니다.

외산 프리미엄 제품도 좋지만, 검증된 국산 제품도 충분히 좋습니다. 중요한 건 브랜드가 아니라 누가, 어떻게 심느냐입니다.

다섯째, 자연 치아가 최고입니다.

살릴 수 있는 치아는 최선을 다해 살려야 합니다. 임플란트는 정말 필요할 때만 하는 것입니다. 불필요하게 발치하고 임플란트를 권하는 곳은 피하세요. 정직하게 "이 치아는 치료로 살릴 수 있습니다"라고 말해주는 의료진을 만나세요.

근 10년간의 경험에서 배운 것들

수많은 환자분들을 만나며 배운 것이 있습니다.

성공하는 사람들의 공통점:

임플란트, 혹시 이것도 아셨나요?

질문을 많이 합니다. 이해할 때까지 묻고, 확인합니다.

시간을 들여 치과를 선택합니다. 두세 곳 상담받고 비교합니다.

급하게 결정하지 않습니다. 충분히 고민하고 준비합니다.

수술 전후 지시 사항을 철저히 따릅니다.

매일 꾸준히 관리합니다. 특별한 날만이 아니라 매일.

정기 검진을 빠뜨리지 않습니다. 귀찮아도 갑니다.

작은 이상도 방치하지 않습니다. 빨리 연락하고 확인합니다.

반면 문제가 생기는 경우:

"대충 알겠어요." 하며 제대로 이해하지 않고 넘어갑니다.

싸다는 이유만으로 선택합니다.

급하게 결정합니다. "빨리 해 주세요."

관리를 소홀히 합니다. "한두 번 안 닦아도 괜찮겠지."

징기 검진을 안 갑니다. "별로 불편한 것도 없는데…"

작은 신호를 무시합니다. "이 정도는…"

패턴이 보이시나요?

임플란트의 성공은 기술이 아니라 '태도'에 달려 있습니다. 여러분의
태도입니다.

마지막 당부

정 씨는 상담을 마치며 물으셨습니다.

"선생님, 제일 중요한 게 뭐예요? 딱 하나만 말씀해 주세요."

잠시 생각하다가 대답했습니다.

"신뢰할 수 있는 의료진을 찾고, 그분과 충분히 상담하며, 함께 계획을 세우고, 그 후에는 여러분이 책임지고 관리하는 것. 이 과정 전체가 다 중요합니다. 하나만 중요한 게 아니에요."

"하나만 꼽으라는데…" 웃으며 다시 물으셨습니다.

"그럼, '관리'입니다. 수술은 저희가 최선을 다하겠습니다. 하지만 그 후는 여러분의 몫입니다. 매일 15분, 이것만 투자하시면 평생 쓸 수 있습니다."

여러분께도 같은 말씀을 드립니다.

임플란트를 고려하고 계신다면

충분히 공부하세요. 이 책이 도움이 되었기를 바랍니다.

여러 곳을 상담받으세요. 비교하고 선택하세요.

질문을 많이 하세요. 이해할 때까지 물어보세요.

급하게 결정하지 마세요. 평생 쓸 치아입니다.

비용도 중요하지만, 더 중요한 건 신뢰입니다.

이미 임플란트를 하셨다면

매일 양치 3번, 자기 전 치실. 기본입니다.

3~6개월마다 정기 검진. 절대 빠뜨리지 마세요.

작은 이상도 방치하지 마세요. 빨리 확인하세요.

금연하세요. 임플란트의 가장 큰 적입니다.

딱딱한 음식은 조심하세요. 아껴 가며 쓰세요.

앞으로 임플란트를 할 예정이라면

자연 치아를 먼저 살려 보세요. 정말 안 될 때만 임플란트입니다.

한 곳의 말만 듣시 마세요. 세컨드 오피니언을 받으세요.

계약서를 꼼꼼히 확인하세요. 총비용과 포함 항목을 명확히 하세요.

수술 전 금연하세요. 최소 2주 전부터입니다.

준비를 철저히 하세요. 몸과 마음 모두요.

건강한 임플란트 생활을 응원합니다

송 씨는 15년 전 임플란트를 하셨습니다. 검진 때마다 건강한 상태를 보여 주시죠.

"선생님, 이거 평생 쓸 수 있을까요?"
"지금처럼만 하시면 됩니다."
"그럼 100세까지 쓰겠네요." 웃으시며 말씀하셨습니다.
"물론입니다. 저도 그때까지 검진해 드릴 수 있도록 건강하겠습니다."

이 책을 읽으신 여러분 모두 송 씨처럼 평생 건강한 임플란트를 유지하시길 바랍니다.

임플란트는 단순히 '인공 치아'가 아닙니다. 다시 편하게 먹을 수 있는 것. 주저 없이 웃을 수 있는 것. 자신감을 되찾는 것. 삶의 질이 올라가는 것. 그것이 임플란트가 드리는 선물입니다. 여러분의 여정을 응원합니다.

윤 씨는 책 출간 소식을 듣고 이렇게 말씀하셨습니다.

"선생님, 저도 처음엔 아무것도 몰랐어요. 무섭고 불안했죠. 근데 선생님이 하나하나 설명해 주시고, 제가 이해하고, 준비하고, 관리하니까… 이렇게 잘 쓰고 있잖아요. 이 책 읽는 분들도 저처럼 성공하셨으면 좋겠어요."

저도 같은 마음입니다. 이 책을 읽으신 모든 분들이 임플란트에 대해 제대로 이해하고, 현명한 선택을 하고, 성공적인 결과를 얻고, 평생 건강하게 사용하시길, 진심으로 바랍니다.

임플란트를 고민하시는 분들께는 용기를, 이미 하신 분들께는 올바른 관리 방법을, 앞으로 하실 분들께는 정확한 정보를. 이 책이 그 모든 것을 드릴 수 있었기를 바랍니다.

끝이 아닌 시작

이 책의 마지막 페이지를 넘기시는 지금, 여러분의 임플란트 여정은 시작입니다. 책은 끝나지만, 여러분의 건강한 임플란트 생활은 지금부터입니다. 매일 아침 칫솔을 들 때마다 식사를 편하게 하실 때마다 거울을 보며 웃으실 때마다 이 책이 떠오르길 바랍니다.

"아, 맞다. 관리를 잘해야지.", "오늘 치실 했나?", "다음 달이 정기 검진이네."

이런 작은 실천들이 모여 평생 건강한 임플란트를 만듭니다.

한 씨는 10년 후 다시 오셨을 때 이렇게 말씀하셨습니다.

"선생님, 10년 전 그날이 기억나요. 떨리고 불안했는데, 선생님이 '잘 될 거예요. 제가 책임지겠습니다. 하지만 그 후는 환자분이 책임지셔야 해요'라고 하셨죠. 그 말씀 기억하고 매일 관리했어요. 그래서 지금 이렇게 건강하게 쓰고 있는 거겠죠."

맞습니다. **수술은 의료진의 책임입니다. 하지만 그 후는 여러분의 책임입니다.** 함께 만들어 가는 것입니다. 의료진과 환자, 신뢰와 관리, 기술과 노력. 이 모든 것이 어우러질 때 비로소 성공적인 임플란트가 완성됩니다.

마지막 인사

이 책을 쓰는 내내, 그동안 만났던 수많은 환자분들의 얼굴이 떠올랐습니다. 처음 오실 때 불안해하시던 모습. 수술 후 안도하시던 모습. 정기 검진 때 건강한 임플란트를 확인하고 기뻐하시던 모습. 그 모든 순간들이 이 책을 쓰게 만들었습니다.

여러분도 그런 여정을 겪으실 겁니다. 불안함에서 시작해서, 신중한 선택을 거쳐, 성공적인 결과에 이르고, 건강한 관리로 평생 유지하는 것. 그 모든 과정을 응원합니다.

이 책이 여러분의 여정에 작은 나침반이 되었기를 바랍니다. 어디로 가아 할지 모를 때 무엇을 선택해야 할지 고민될 때 어떻게 관리해야 할지 궁금할 때 이 책을 다시 펼쳐 주세요. 여러분이 필요로 하는 답이 여기 있을 것입니다.

건강한 임플란트와 함께 맛있는 음식을 즐기고 자신 있게 웃으며 행복한 나날을 보내시길 진심으로 기원합니다. 여러분의 건강한 미소를 응원합니다. 감사합니다.

2025년 봄, 진료실에서

이 책을 읽어 주신 모든 분들께 감사드립니다. 여러분의 건강하고 행복한 임플란트 생활을 응원합니다.

임플란트, 혹시 이것도 아셨나요?

임플란트,
혹시 이것도 아셨나요?

초판 1쇄 발행 2025년 12월 23일

지은이	김정무, 박승우
펴낸이	이기봉
편집	좋은땅 편집팀
펴낸곳	도서출판 좋은땅
주소	서울특별시 마포구 양화로12길 26 지월드빌딩 (서교동 395-7)
전화	02)374-8616~7
팩스	02)374-8614
이메일	gworldbook@naver.com
홈페이지	www.g-world.co.kr

ISBN   979-11-388-5144-2 (04510)
ISBN   979-11-388-5141-1 (세트)